絵でわかる
東洋医学

An Illustrated Guide to the Oriental Medicine

西村 甲 著
Ko Nishimura

講談社

[ブックデザイン]
安田あたる

はじめに

　東洋医学を学ぶ初心者は，その用語の難解さ，意味の多様性に翻弄されます。解説書には，普段見ないような，とらえどころのない漢字が並びます。また，同じ用語を使っても，使う人により，その意味が異なるのです。古典では，同じ本でありながら，用語の意味が異なることさえあるのです。聞く，あるいは読む側にとっては，たまったものではありません。

　東洋医学における基本的な考え方は，西洋医学と全く異なっています。用語が同じでも，両医学の間で意味が異なることも，理解の妨げになっているでしょう。東洋医学的に病態を分析する場合に，西洋医学的に理解することはとても参考になりますが，用語の定義にこだわると東洋医学を拒絶してしまうことにもなりかねません。このように，せっかく東洋医学に興味をもっても，挫折される方も多いと思います。これはとても残念なことです。

　本書「絵でわかる東洋医学」は，そのような初心者の悩みを念頭に置きながら，東洋医学の立場で，理解に役立つように図を多く用い，さらに用語を整理して執筆したものです。図においては，西洋医学的な知識が東洋医学的な理解に邪魔をしないよう配慮しました。抽象的な図もかなりありますが，そのほうが理解しやすいと考えています。

　この中で登場する東洋医学用語は，慣習的に不揃いなものから体系化されています。冒頭に述べたように，東洋医学の用語は，ようやく整理されはじめたところなのです。どのように落ち着くかわかりません。このため，ここで用いた用語が本書の外でも通用するとは限りません。しかし，現状において，読者のみなさんが東洋医学の基本を習得し，今後，用語にもてあそばれることがないように工夫したつもりです。

　本書では，東洋医学の基本である，鍼灸・あん摩・漢方・養生を中心として，その他に運気論，さらに，国家資格関連から指圧・マッサージ・柔道整復を取り上げました。東洋医学に興味がある方，東洋医学に関わる医療従事者を目指す方に，本書が役立つことを願ってやみません。

　執筆に際しては，多くの方々のお世話になりました。講談社サイエンティフィク 三浦洋一郎氏，証クリニック吉祥寺 入江祥史先生，鈴鹿医療科学大学 武田充史・水野海騰・木下弘基・浦田 繁 諸先生に感謝の意を表します。

西村　甲

絵でわかる東洋医学　目次

はじめに　iii

第1章　東洋医学の世界　1
- 1.1 東洋医学の特徴　2
- 1.2 東洋医学と伝統医学　3
- 1.3 東洋医学と漢方医学　4
- 1.4 東洋医学と補完代替医療・統合医療　4
- 1.5 東洋医学に携わる職業　5
    - 1.5.1 はり師・きゅう師　6
    - 1.5.2 あん摩マッサージ指圧師　7
    - 1.5.3 柔道整復師　7
    - 1.5.4 医師・歯科医師・薬剤師　8

第2章　東洋医学の基礎理論　9
- 2.1 陰陽五行論　10
    - 2.1.1 陰陽論　10
    - 2.1.2 五行論　13
    - 2.1.3 五行に関する解説　13
- 2.2 気・血・津液（水）・精　16
    - 2.2.1 気　18
    - 2.2.2 血　20
    - 2.2.3 津液（水）　22
    - 2.2.4 精　22
- 2.3 臓腑　24
    - 2.3.1 肝　26
    - 2.3.2 胆　28
    - 2.3.3 心　28
    - 2.3.4 小腸　29
    - 2.3.5 脾　30
    - 2.3.6 胃　31

2.3.7 肺 31
2.3.8 大腸 33
2.3.9 腎 33
2.3.10 膀胱 34
2.3.11 心包 34
2.3.12 三焦 35
2.4 経絡 35
2.4.1 十二経脈 36
2.4.2 絡脈 38
2.4.3 奇経 38
2.5 腧穴 38
2.5.1 腧穴の種別 40
2.5.2 腧穴の共通性 41
2.5.3 腧穴の特殊性 42

第3章 東洋医学の病態生理・症候・病理・病因学 45

3.1 陰陽・虚実・寒熱・表裏（八綱分類） 46
3.1.1 表裏 47
3.1.2 寒熱 47
3.1.3 虚実 47
3.1.4 陰陽 48
3.2 気・血・津液（水）の異常 48
3.2.1 気の異常 48
3.2.2 血の異常 50
3.2.3 津液（水）の異常 52
3.2.4 精の異常 53
3.3 臓腑の異常 53
3.3.1 肝の異常 53
3.3.2 胆の異常 56
3.3.3 心の異常 56
3.3.4 小腸の異常 59
3.3.5 脾の異常 59
3.3.6 胃の異常 61
3.3.7 肺の異常 61
3.3.8 大腸の異常 65
3.3.9 腎の異常 65

  3.3.10 膀胱の異常 67
  3.3.11 心包の異常 67
  3.3.12 三焦 67
 3.4 **経絡・腧穴の異常** 68
  3.4.1 是動病と所生病 68
  3.4.2 手太陰肺経の異常 69
  3.4.3 手陽明大腸経の異常 69
  3.4.4 足陽明胃経の異常 70
  3.4.5 足太陰脾経の異常 71
  3.4.6 手少陰心経の異常 72
  3.4.7 手太陽小腸経の異常 73
  3.4.8 足太陽膀胱経の異常 74
  3.4.9 足少陰腎経の異常 75
  3.4.10 手厥陰心包経の異常 76
  3.4.11 手少陽三焦経の異常 77
  3.4.12 足少陽胆経の異常 78
  3.4.13 足厥陰肝経の異常 79
  3.4.14 督脈の異常 80
  3.4.15 任脈の異常 81
 3.5 **六病位** 82
  3.5.1 陽病位 82
  3.5.2 陰病位 82
 3.6 **温病** 84
 3.7 **病因** 85
  3.7.1 外因 85
  3.7.2 内因 86
  3.7.3 不内外因 87

第4章　東洋医学の診断学　89

 4.1 証の把握と四診 90
 4.2 望診 90
  4.2.1 望診の概略 90
  4.2.2 望診の所見と解釈 90
 4.3 聞診 92
  4.3.1 聞診の概略 92
  4.3.2 聞診の所見と解釈 92

4.4 問診 93
   4.4.1 問診の概略 93
   4.4.2 問診の所見と解釈 93

4.5 切診 95
   4.5.1 切診の概略 95
   4.5.2 舌診の所見と解釈 96
   4.5.3 脈診の所見と解釈 97
   4.5.4 腹診の所見と解釈 100

4.6 診断法 104

第5章　東洋医学の治療学 105

5.1 鍼・灸による治療 106
   5.1.1 鍼の種類と適応 106
   5.1.2 刺法 107
   5.1.3 刺鍼法 110
   5.1.4 取穴・配穴・処方 120
   5.1.5 灸の種類と適応 124
   5.1.6 灸法 126
   5.1.7 鍼・灸治療の概略 127
   5.1.8 副作用 128
   5.1.9 主要症候に対する治療 129

5.2 あん摩・マッサージ・指圧による治療 131
   5.2.1 あん摩・マッサージ・指圧の治療効果 132
   5.2.2 あん摩の種類と適応 133
   5.2.3 マッサージの種類と適応 135
   5.2.4 指圧の種類と適応 136
   5.2.5 禁忌と副作用 137
   5.2.6 主要症候に対する治療 137

5.3 抜火罐 140

5.4 柔道整復による治療 141
   5.4.1 整復法 141
   5.4.2 固定法 142
   5.4.3 後療法 143
   5.4.4 副作用 144

5.5 漢方薬による治療 144
   5.5.1 生薬・漢方薬 144

5.5.2　剤型（煎じ薬・散剤・丸剤・エキス製剤）と特徴　145
  5.5.3　方剤のつくられ方　146
  5.5.4　処方決定のしくみ　147
  5.5.5　副作用　148
  5.5.6　漢方治療の特徴　149
  5.5.7　主要症候に対する治療　150

第6章　養生　157

6.1　未病を治す　158
6.2　日常生活指導　158
  6.2.1　全般的な指導　158
  6.2.2　季節に応じた指導　158
  6.2.3　異常気候への対応　160
  6.2.4　陰陽五行論の応用　161

第7章　運気論　163

7.1　干支　165
  7.1.1　干支とは？　165
  7.1.2　干支と日常生活　166
  7.1.3　運気論における干支の利用　166
7.2　五運　167
  7.2.1　大運　167
  7.2.2　主運　168
  7.2.3　客運　168
7.3　六気　169
  7.3.1　主気　169
  7.3.2　客気　170
7.4　運気論による天候・体調の予測と治療　174
  7.4.1　医学からみた運気論の特徴　174
  7.4.2　天候の変化が及ぼす人体への影響　174
  7.4.3　治療における運気論の運用　175
7.5　運気の具体的運用　176
  7.5.1　運気論の運用手順　176
  7.5.2　具体例の提示　177

索引　179

第1章
東洋医学の世界

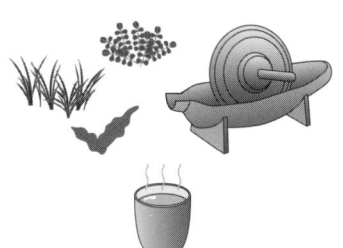

1.1 東洋医学の特徴

東洋医学とは，アジア地域で生まれた伝統医学を指しますが，通常，東アジアにおける伝統医学として認識されることが多く，本書でもこのように定義しておきます。

東洋医学では，健康のレベルには高い状態から低い状態までさまざまであって，そのレベルが低下すると病気の状態になってしまうというように，健康から病気の状態まで連続的にとらえようとします。さらに，病気の発症する前に病気の予兆を把握することで，病気の発症を予防したり，病気を早期の段階で適切に処置したりすることが重要と考えています。この健康のレベルが低下しているが，まだ病気として発症していない状態を未病とよんでいます（**図1.1**）。未病のうちに体調をよくするための予防や病気となっても適切な処置を行うために，鍼・灸・あん摩・生薬を用います。また，養生といって，日常生活をどのように過ごすべきかといった指導も行います。

ところで，伝統医学とはどのようなものなのでしょうか。

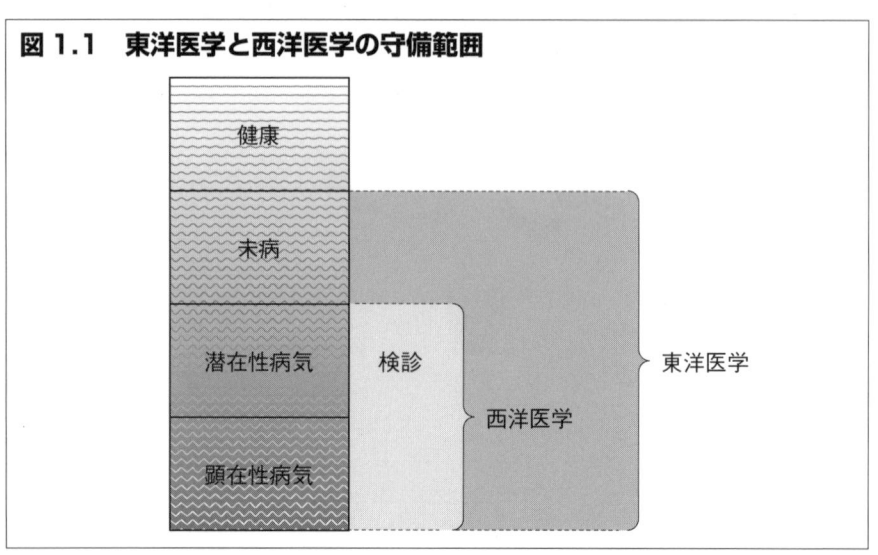

図1.1 東洋医学と西洋医学の守備範囲

1.2　東洋医学と伝統医学

　伝統医学とは，多様な文化的背景に根ざす風土固有の規範，信念，経験にもとづく知識，技能および実践法が集約されたもので，その体系根拠が実証可能であるかによらず，人々の健康維持とともに，身体的・精神的不健全を予防，診断，改善あるいは治療する手段として利用されてきたものといえます。つまり，1) 人体を小宇宙としてとらえ，体内に自然が存在する，2) 体内に自身を癒す力があり，それが働くことで病気が治る，3) 人体を，肉体のみの存在ではなく，心と体が1つのものとみなしている，4) 自然を重視し，自然に存在する生薬などを使って治療する，5) ライフスタイルが病気の予防に大切であって，病気になる前に健康を維持・増進する方法を重要視する，といった特徴があります。

　このように，伝統医学は世界中に存在します。広くアジア地域の伝統医

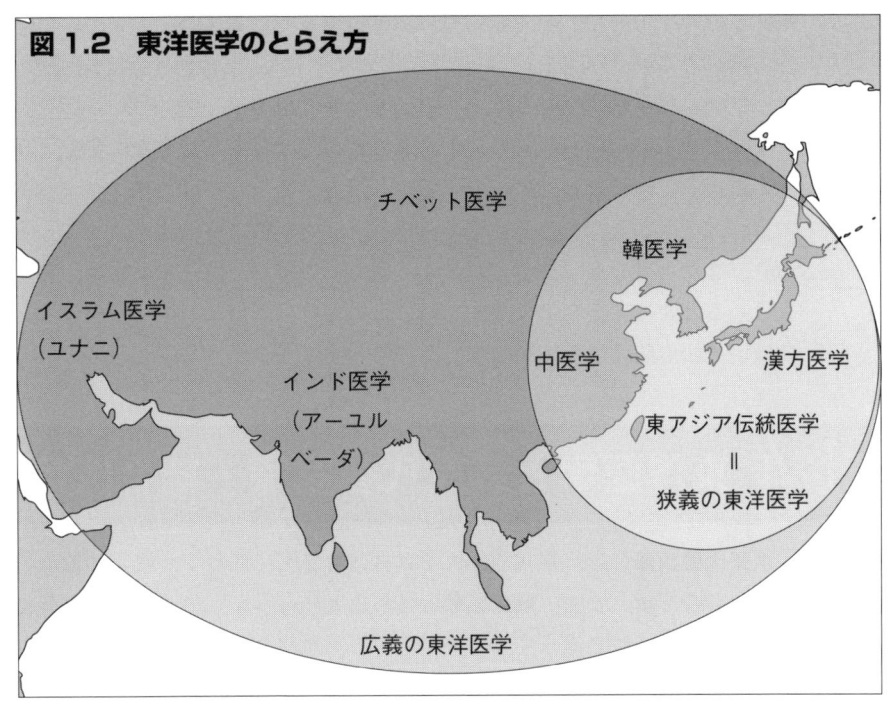

図1.2　東洋医学のとらえ方

学を東洋医学とすれば，インドの伝統医学である**アーユルベーダ**，イスラムやギリシャの伝統医学である**ユナニ**，チベットの伝統医学なども含まれることになります。本書のように，東洋医学を東アジアにおける伝統医学とすれば，この中には中国の**中医学**，韓国の**韓医学**，日本の**漢方医学**が含まれることになります（図 1.2）。

1.3　東洋医学と漢方医学

　漢方医学は中国の伝統医学を起源としますが，日本独自に発展した伝統医学といえます。中国伝統医学は奈良時代に日本に伝来したとされています。次第に日本独自に発展していったのですが，その爆発的な独自性は江戸時代中期に生まれたとされています。中医学の特徴でもある理論重視による治療が功を奏さなかったことが 1 つの理由とされており，複雑な理論を排除し，診察者の直感で患者の具体的な症状・症候を取捨選択して，治療法を決定するのです。方証相対，随証治療などとよばれています。

　この漢方という言葉も，江戸時代に生まれました。江戸時代後期になり，ヨーロッパ医学がオランダ経由で入ってくると，オランダの医学を「蘭方」とよんだのです。それに対し，それまでわが国で行われてきた医学を「漢方」とよぶようになったのです。この「漢方」の「方」は方剤，つまり薬の意味とも取れるため，漢方薬あるいは，漢方薬による治療を指すこともあり，また「方」を「法」と解釈し，漢方薬のほか，鍼灸やあん摩，養生も含めるとする考えもあります。鍼については，管鍼法といった日本独自の鍼治療法も開発されています。

1.4　東洋医学と補完代替医療・統合医療

　補完代替医療とは，現代西洋医学以外にもとづく医療で，実際の治療に役立つものを指します。**統合医療**とは，患者にとって，最良の恩恵を与えうる医療の可能性を追求するものであって，現代西洋医学のシステム・方法論だけでなく，補完代替医療も積極的に取り入れて，統合的な医療とケ

アを行うものです。ですから，ハーブ療法，カイロプラクティスなどと同様，東洋医学は補完代替医療の1つといえます。しかし，東洋医学は現代医療に高い頻度で利用されていること，治療効果に関する研究が進んでいることなどから，補完代替医療には含めないとする考え方もあります。

1.5 東洋医学に携わる職業

ここでは，東洋医学の考え方を基本とした診断治療法を習得して，実際に仕事としている人たちを紹介します。鍼・灸・あん摩・漢方薬は中国医学を起源としていますが，指圧・柔道整復は日本の独自性が強いものです。マッサージは西洋医学が基本ですが，資格の中に含まれています。ここで

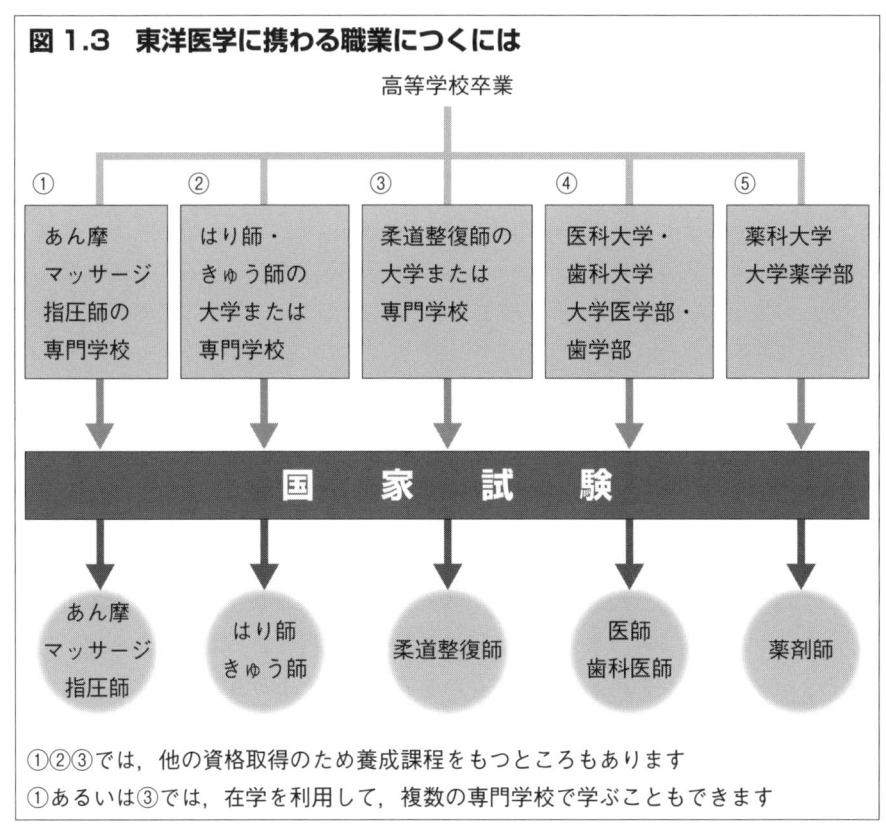

図1.3 東洋医学に携わる職業につくには

紹介する職業を仕事とするためには，国家資格を取得することが必要です（図 1.3）。

1.5.1　はり師・きゅう師

　日本では，漢方薬による治療と鍼灸やあん摩の治療は，比較的古くから分業化されていたとされていますが，江戸時代の盲人政策で明確化されました。幕府の政策としてあん摩を盲人の専業に規定したところ，手技が関連する鍼灸も同様の扱いとなりました。明治初期の西洋医学の導入に際して，鍼灸は，当時の西洋医学に対応する技法がないため医療職からは除外されました。盲人の職業保護の名目で，慰安業としての，はり・きゅう・あん摩の資格と盲学校が残されたのです。さらに第二次大戦後，連合国軍最高司令官総司令部が「非科学的で医学的根拠がない」として鍼灸治療を禁止しました。このような抑圧を受けながらも，1947年「あん摩,はり,きゅう,柔道整復等営業法」が成立し，免許制度が確立しました。1951年に「あん摩師，はり師，きゅう師及び柔道整復師法」と名称が変更され，1955年には，「あん摩」が「あん摩（マッサージ，指圧を含む）」に，1964年には「あん摩マッサージ指圧師，はり師，きゅう師及び柔道整復師法」に変更されました。1970年には，柔道整復師法が制定されたため「あん摩マッサージ指圧師，はり師，きゅう師等に関する法律」に改正されました。さらに1988年に大幅な改正が行われ，知事認可から大臣認可の国家資格となりました。

　はり師，きゅう師と別々の資格ですが，鍼治療と灸治療を合わせて行うことが多いので，「はりきゅう師」，「鍼灸師（しんきゅうし）」ともよばれています。

　資格を取得するためには，国家試験に合格しなければなりません。国家試験を受験するためには，高等学校卒業以上の学歴をもったうえで，養成施設（大学または専門学校）を卒業しなければなりません。修業年限は大学では4年，専門学校では3年です。養成施設によっては，さらに，あん摩マッサージ指圧師や柔道整復師を養成するところもあります。国家試験では，西洋医学・東洋医学の両方から出題されます。

1.5.2　あん摩マッサージ指圧師

　あん摩とは,「あん（按）」が押さえること,「摩」がなでることを意味し,中国伝統医学をもとにしています。衣服の上から心臓から遠ざかる方向へ,押す,揉む,こねる,たたくなどの手技を組み合わせて治療します。

　マッサージは,ヨーロッパ,特にフランスにおいて西洋医学の理学療法の1つとして伝えられたものです。血液,リンパ液の循環を改善させることが目的です。オイルやパウダーを用いて,直接肌の上から心臓に近づく方向に治療します。

　指圧は,あん摩に,中国で生まれた導引（現在の気功：呼吸とその運動によって体内の元気を増強し,体力・免疫力を強化する療法）,柔道活法を組み合わせて,日本独自に発展した治療法です。大正時代に体系化がはじまり,昭和時代には指圧学校が設立されて広く普及することになりました。施術者の手の感触で患者のコリを把握し,同時に患部を指で押して治療します。

　資格を取得するためには,国家試験に合格しなければなりません。国家試験を受験するためには,高等学校卒業以上の学歴をもったうえで,養成施設（専門学校）を卒業しなければなりません。修業年限は3年です。養成施設によっては,さらに,はり師,きゅう師や柔道整復師を養成するところもあります。国家試験では,西洋医学・東洋医学の両方から出題されます。

1.5.3　柔道整復師

　柔道整復術は,いわゆる接骨,整骨術に相当し,戦国時代の武術が基礎となっています。武術には,敵を殺傷する技である「殺法」と外傷を治療する技術である「活法」があります。これらのうち活法が発展して現在の柔道整復術が生まれました。明治時代に西洋医学が採用されたことで,それまでの接骨術が顧みられなくなりました。これに対して1912年,柔道家・柔術家の職業として認められるよう運動が起こり,1920年の内務省令によって柔道整復術として公認され,その技術をもつ者が柔道整復師として認定されるようになりました。その後,1970年に柔道整復師法が成立し,1989年には同法が大改正され,知事認可から大臣認可の国家資格となり

ました。

　受身を重視する柔道では，他の格闘技より，打撃などによる重大な身体損傷は少ないのですが，体を組み，投げる，関節を極めるといった特性から，脱臼，骨折，捻挫，挫傷，打撲などの損傷が多くあります。このような損傷に対し，手術をしない「非観血的療法」という独特の手技によって整復や固定を行い，人間のもつ自然治癒能力を最大限に発揮させる治療を柔道整復術とよび，日本独自の治療技術とされています。

　資格を取得するためには，国家試験に合格しなければなりません。国家試験を受験するためには，高等学校卒業以上の学歴をもったうえで，養成施設（大学または専門学校）を卒業しなければなりません。修業年限は大学では4年，専門学校では3年です。養成施設によっては，さらに，はり師，きゅう師やあん摩マッサージ指圧師を養成するところもあります。国家試験では，西洋医学・東洋医学の両方から出題されます。

1.5.4　医師・歯科医師・薬剤師

　この3者は，漢方薬による治療を担当します。

1) 医師

　明治時代に入り，漢方薬治療は衰退の一途をたどりましたが，大正時代になり，徐々に西洋医学を学んだ医師が漢方薬治療を習得するようになり，戦後には東洋医学の学会も設立されました。本格的に漢方薬治療が見直されるようになったのは1970年に中国から鍼麻酔のニュースが入ってきてからです。西洋薬の副作用に対する心配と西洋医学的治療で改善しない慢性疾患に対する漢方薬治療への期待から，漢方薬の需要が急速に増大しました。そして，1967年に6種の漢方エキス製剤が初めて薬価基準に収載され，1976年には，新たに42種類のエキス製剤が採用されました。1978年には，さらにエキス製剤が薬価基準に収載され，現在では一般の医師が148種類の漢方製剤を容易に用いることができるようになっています。医師は主に漢方薬治療を行いますが，鍼灸，あん摩，マッサージ，指圧，柔道整復を行うこともできます。

2) 歯科医師・薬剤師

　歯科医師も歯科治療において漢方薬を用いています。薬剤師は診察行為を禁止されていますが，患者の愁訴を聞いて漢方薬を処方できます。

第2章
東洋医学の基礎理論

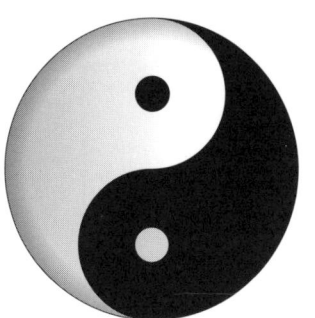

2.1 陰陽五行論

2.1.1 陰陽論

1）概念・特徴

陰陽論は，中国古代自然哲学思想にもとづいた概念で，「**事物はすべて陰と陽の対立する性格をもつ2種に分けることができる**」という観点から分類されています（**図2.1**）。**陰**には静・凝集・抑制，**陽**には動・発散・促進の性質があります。すべての事象は陰陽の要素が含まれ，これらのバランスにより統一されています。陰陽論は現代の科学思想とは相反すると

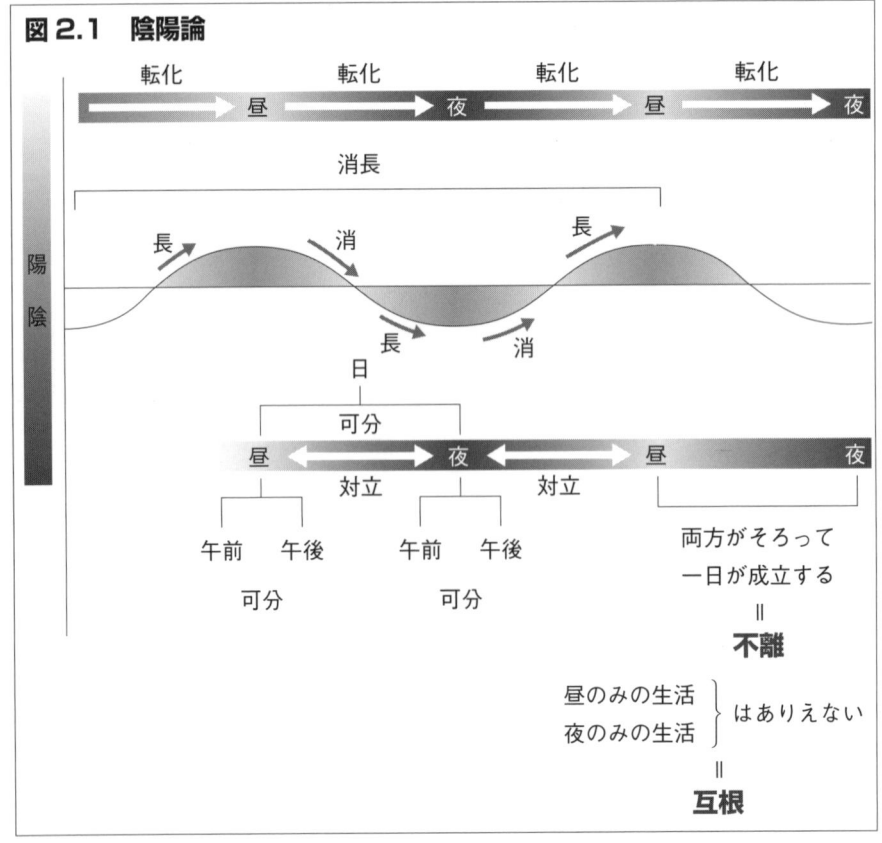

図2.1 陰陽論

ころがありますが，この陰陽思想なしには東洋医学の根本を理解することはできません。

① 陰陽対立

陰陽対立は，陰陽論の基本中の基本です。自然を二元論で観察し，天・地，日なた・日陰，昼・夜，男・女，熱・寒，左・右，上・下，動物・植物，夏・冬などのように2つの相対する事象を陽と陰に分類しました。このように相互に対立することを**陰陽対立**といいます。

② 陰陽可分

陰の中でも，さらに陰と陽に分けることができます。たとえば，臓は腑に対し陰ですが，臓の中で脾・腎は陰であり，心・肺・肝は陽です。同様に陽の中でも陰と陽に分類することが可能です。これを**陰陽可分**といいます。事物・現象の説明に陰陽を用いれば，陰陽は無限に可分できますが，この陰陽の変化規律は一定です。この陰陽可分は，人においては適応できますが，天地の陰陽には適応できないとしています。

③ 陰陽互根

陰陽は相互依存しています。たとえば，火のついたロウソクを考えた時，「ロウ」は陰ですが，「火」は陽です。火が燃えるにはロウが融けなくてはなりません。火のついたロウソクは「火」と「ロウ」が独立しては存在できません。このように相互依存していることを**陰陽互根**といいます。

④ 陰陽消長

時間が経つことで昼が夜になること，夏が秋を経て冬へ変わっていくことから，陰陽は一定ではなく絶えず変化し，役割の交替をくり返しています。このように常に動的状態であることを**陰陽消長**といいます。

⑤ 陰陽転化

極端な陰は陽になりえます。また，逆に極端な陽は陰にもなりえます。たとえば，熱が出た時，激しく体温が上昇すれば逆に寒気を感じることがあります。これを**陰陽転化**といいます。

⑥ 陰陽不離

陰陽が機能を発揮するには陰と陽の両方が必要なことを指します。

2）太極図からみた陰陽論

陰陽の特徴をよく表したものに，1800年ほど前に出現した太極図があります。これを使って解説してみます（**図2.2**）。

図2.2 太極図

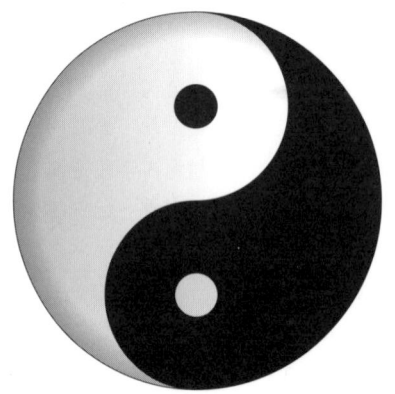

　まず，黒が陰，白が陽です。黒と白で明確に2つに区分されています。つまり陰陽対立です。

　黒と白の涙の雫のような形が2つきれいに合わさって，互いによい関係のもとに，きれいな円形を呈しています。つまり，陰陽互根であり，陰陽不離といえます。

　下では，白の涙雫が細い部分ではじまり，上方に向かって大きくなっていきます。最上点では白の涙雫が最大になって終わる一方で，黒の涙雫が細い部分ではじまり，下方に向かって大きくなっていきます。つまり，陰陽消長です。

　さらに，白は陽ですが，下は細く，上は太いですから，下部は陽中の陰，上部は陽中の陽といえます。つまり，陰陽可分です。

　最上点では白の涙雫が最大になって終わる一方で，その中に小さな黒い点があり，最下点では黒の涙雫が最大になって終わる一方で，その中に小さな白い点があります。陽中に陰がある，陰中に陽があるとも解釈できます。つまり，陰陽互根や陰陽不離を説明していることになります。また，陽が極まって陰が生じる，陰が極まって陽が生じる，ともいえます。つまり，陰陽転化です。

3）東洋医学にどのように取り入れられたか

　陰陽は東洋医学のあらゆる面に取り入れられています。特に人体の部位，構造，体質，症状，病態，診断などについて陰陽に分類し，治療に応用す

ることが特徴です。陰陽のバランスが何らかの原因により乱れた状態を病気とする考え方です。

具体例は徐々に解説していきますが，ここでは人体の部位，構造に関する陰陽を考えてみましょう。人を四足動物と考え，日のあたる部分を陽とし，日のあたらない部分を陰としました。表，外，上，左，頭部，背部などは陽に属します。裏，内，下，右，陰部，肛門，腹部などは陰に属します。

2.1.2　五行論

五行とはあらゆる事物や性質を5つに分類したものです。内容には無理や例外もありますが，中国の自然哲学の根幹をなすものです。五行においては，事物あるいは性質が木（キ），火（ヒ），土（ツチ），金（カネ），水（ミズ）の5つの属性のどれに該当するか，また，事物あるいは性質の相互関係がどうかの2点が重要です（**図2.3**）。また，陰陽論と五行論は密接に関連します。治療においても，五行論にもとづいて四季の変化，五臓の脈状の変化を把握することが重要です。

同類の性質，属性については，その系列を**表2.1**に縦の項目で示しました。

2.1.3　五行に関する解説

相互関係には，相生（順），相剋（縦），逆，横，自病の5つの関係があります（**図2.4**）。このため，五行中に五行ありといわれています。

相生：生理的な状態における促進的・生産的関係のことです。たとえば，木を燃やすと火が生じます。火から灰の土が生じます。土の中から鉱物の金が生じます。金属が融けて液体の水になります。水を与えると木や草が生長します。

相剋：生理的な状態における抑制的関係のことです。たとえば，水は火を消します。火は金属を融かします。金属は木を切ったり割ったりします。木は根で土を押し分けていきます。土の堤防は水の流れを阻みます。破壊的・病理的関係になった場合には，**相乗**といいます。

逆：相生（順）を裏返した病的関係です。たとえば，木を燃やすと火を生じるの逆で，火は木を剋して焼きます（剋する＝争うこと，打ち負かすこと）。火は土を生じるの逆で，土をかけると火が消えます。土から金

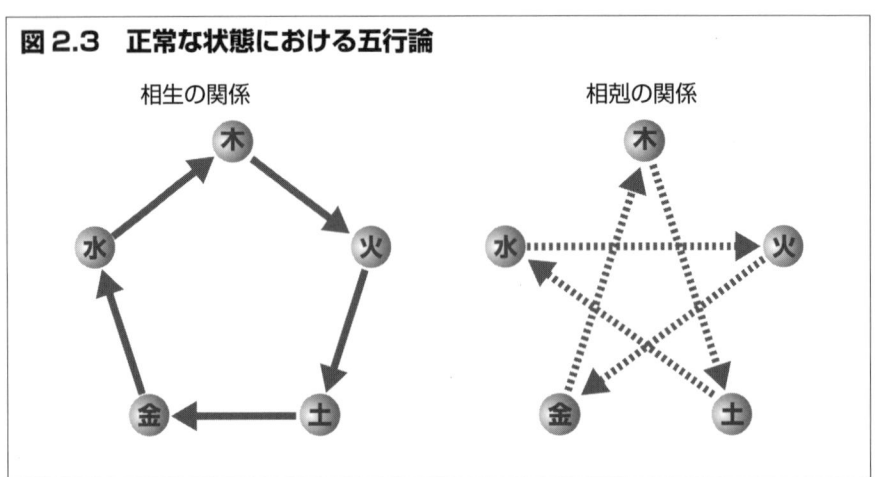

図2.3 正常な状態における五行論

図2.4 病的な状態における五行論

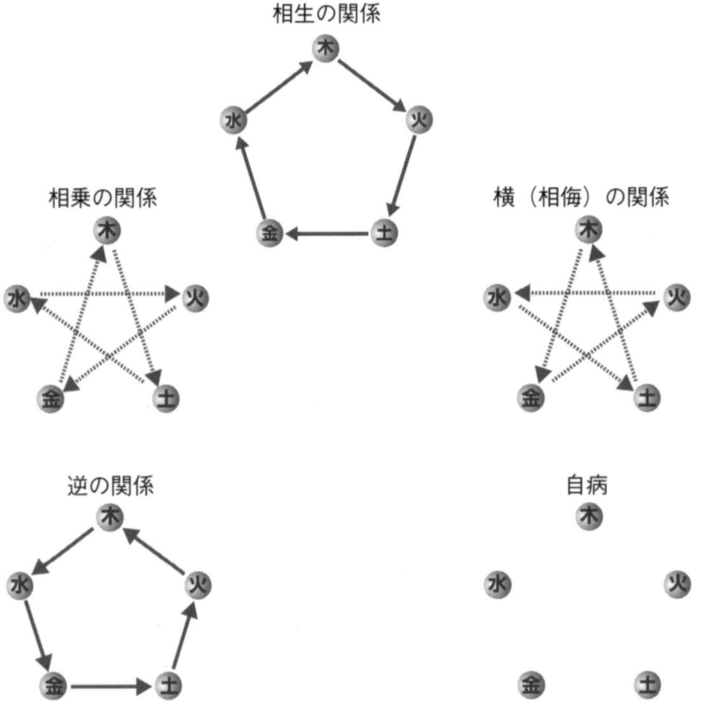

表 2.1 五行

五行	木	火	土	金	水
五臓	肝	心	脾	肺	腎
五腑	胆	小腸	胃	大腸	膀胱
五竅(きょう)	目	耳・舌	口	鼻	二陰
五根	眼	舌	口唇	鼻	耳
五主	筋爪, 筋膜 筋	血脈 脈	肉唇 肉	皮毛 皮	骨髪 骨
五液	涙	汗	涎	涕	唾
五声	呼	言, 笑	歌	哭	呻
五志	怒	笑（喜）	思	憂	恐
五舎	魂	神	意智	魄	精志
五味	酸	苦	甘	辛	鹹
五色	蒼（青）	赤	黄	白	黒
五臭	臊	焦	香	腥	腐
五方（位）	東	南	中央	西	北
五季	春	夏	土用	秋	冬
五穴	井	栄	兪	経	合

が生じるの逆で，金属が小さくなれば土の成分になります。金属が融けて液体の水になるの逆で，水などの液体が凍ると金属などの固体になります。水を与えると木が生長するの逆で，木や草が生長すれば組織に水分を蓄えます。

横：相侮（そうぶ）ともいいます。相剋（縦）を裏返した病的関係あるいは相乗の裏返しの関係です。たとえば，水は火を消しますが，火の勢いが強いと少しの水をかけても火は消えないどころか火勢を盛んにします。火は金属を融かしますが，金属が強いと融かすはずの火が消えてしまいます。金属は木を切ったり割ったりしますが，木が堅いと金属のほうが壊れてしまいます。木は根で土を押し分けていきますが，土が固いと根が押し分けられずに木も生長できません。土の堤防は洪水を阻みますが，洪水の勢いが強いと堤防を破壊してしまうといった具合です。

自病：同類の性質，属性の系列の過度によって病気になることです。自病は実際には非常に多くみられるものです。

症状，治療法を分析したり，整理したり，理論付けたりするためには五行の思想も必要になります。しかし，使い方が悪いと迷信になってしまうため，何時でも現実をしっかり踏まえたうえでこの思想を用いなければなりません。

東洋医学コラム

どんな患者さんに東洋医学の処置をほどこすのがよいのでしょうか？また，東洋医学の処置が適していない病気はどんなものでしょうか？

江戸時代に西洋医学が入ってくるまでは，すべて東洋医学による治療が行われていました。救急蘇生もそうです。意識不明になった患者を腹ばいにさせ，医師は患者に馬乗りになって，患者の後ろ髪を引っ張って治療しました。昭和時代になっても，東洋医学を真から実践していた医師は，この方法を試して成功したことを報告しています。しかし，現代においては，東洋医学も西洋医学も同じ視点で利用し，患者に最も適した医療を行うことが重要です。心筋梗塞，脳出血，脳梗塞など，救急処置が重要で西洋医学的治療の有効性が確立している場合には，東洋医学の出番は（通常）ありません。緊急性が低い場合，西洋医学的治療が有効とされるものでは患者とよく相談することが必要になります。西洋医学的治療があまり有効でない場合には，東洋医学的治療が薦められます。つまり，いろいろな検査をして異常所見がなくても，患者が苦痛を感じている場合です。さらに，西洋医学的治療のみでは副作用が強く出てしまう場合に，東洋医学的治療を行って副作用を軽減させることもあります。

2.2　気・血・津液（水）・精

気，血，津液（水），精は生体の恒常性を維持する要素で，東洋医学における生理学・病理学的概念です（**図2.5**）。特に気血水が生体において機能するためには，これらが順調に全身を巡ることが不可欠です。この気血水の運行の基盤は気であり，気の熱源は心に支えられた腎といえます。そして，運行の原動力は気，水では主に脾，肺，腎に，血では主に心にあ

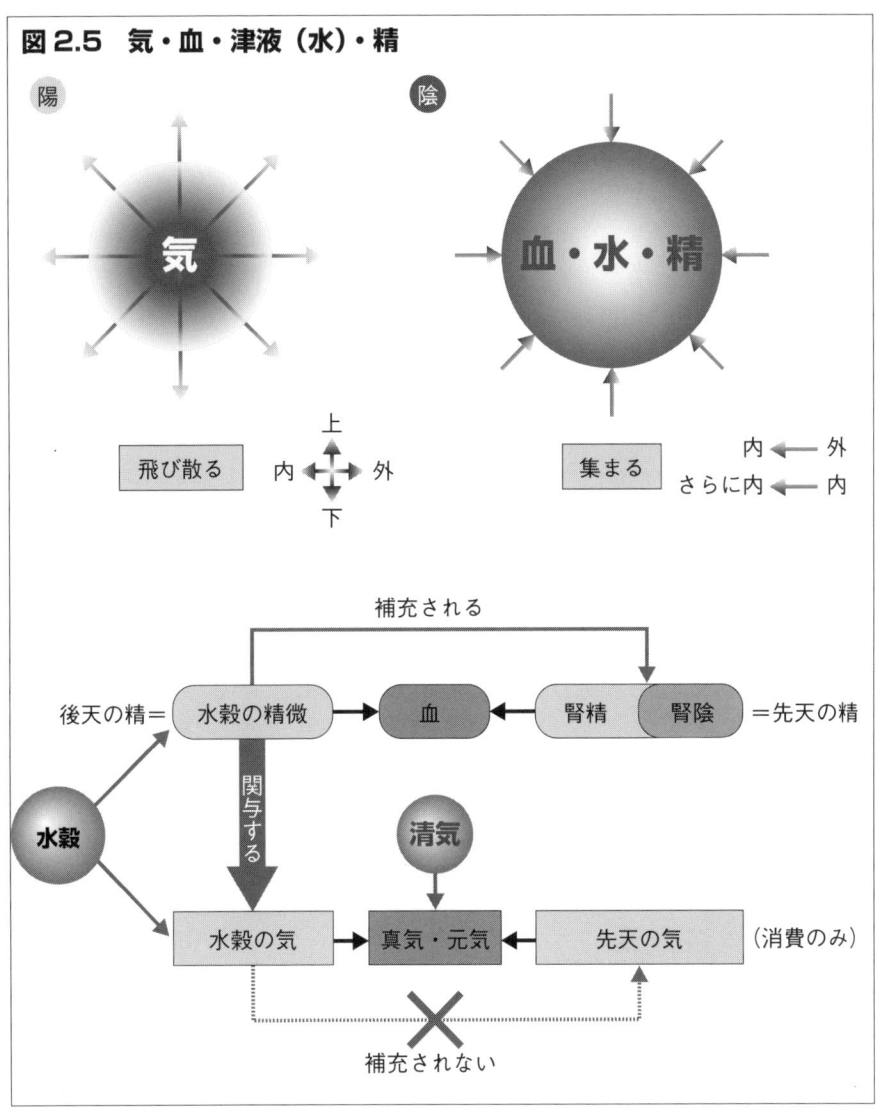

図2.5 気・血・津液（水）・精

りします。肝は気血水の運行を調節します。なお，津液のことを簡略化して水と表現することもよくあります。このため，本書でも水を津液と同じ意味で使用することもあります。

2.2.1 気

1）概念・特徴

　気は形のないエネルギーで，生体を充実した状態に保ちます。消費されますが，補充もされます。特徴の第1は，活動性，運動性をもつことです。気は昇降あるいは上下運動，発散あるいは収納する方向の運動を行っています。これを昇降出入といいます。第2は，主に機能を指すことです。腎気など，生理機能のことを指しています。人の生命活動と自然環境には，極めて親密に相通じる関係（天人相応）があり，天の気候が清浄であれば人の意志は平静でいられます。このような道理にしたがうことにより，気は安定して機能を発揮します。

2）生成・巡り方

　気は，水穀の気と先天の気が肺において，肺が吸収した清気と合体・生成されて完成します。『黄帝内経素問』には気は肺に属すると表現されています。これを元気あるいは真気といいます。正気，原気ということもあります。これらはすべて同義です。**水穀の気**は，口から摂取した水穀を脾胃が吸収消化したものの一部です。**先天の気**は，両親より受け継いだ，生まれながらにもっている気です。水穀の気と先天の気は脾の昇提作用，肝の発揚作用，腎の温煦作用により肺に運ばれます。清気は，肺が外気から取り込んだ酸素です。清気は先天の気が元となって肺に引き込まれます。この水穀の気と清気は後天的に体内に取り入れられる気であり，先天の気に対して**後天の気**とよばれます。

　このように完成された気は，全身を巡ることにより機能を発揮します。気は心の推動と肺の宣散・粛降によって全身に配布され，肝の疏泄によって調節を受け，腎の温煦作用により支えられています（**図2.6**）。

3）気の作用

①栄養作用

　水穀の精微から得た栄養物を含み，人体を栄養する作用をもちます。脾に関係が深いのです。

②推動作用

　臓器や組織の活動を促進し，血液や経絡の流れを推進して，生長，発育，生理活動に関与します。

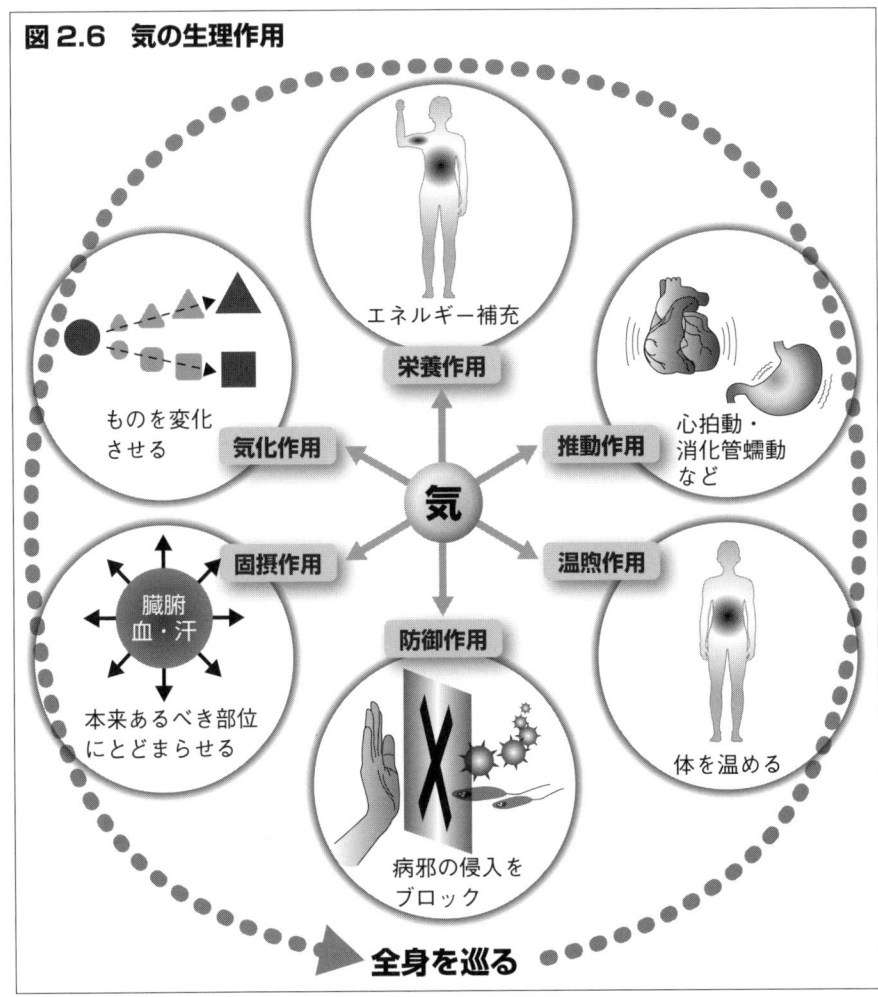

図2.6 気の生理作用

③温煦作用

　臓器や組織を温め，エネルギー代謝や循環機能を亢進する作用をもち，機能の維持に関与します。腎に関係が深いのです。

④防御作用

　病邪の侵入を防ぎ，また侵入した病邪を攻撃し，抵抗力や免疫力に関与します。肺に関係が深いのです。

⑤固摂作用

汗，尿，精液，帯下の過剰な排泄の防止，臓器を本来あるべき部位に留める作用，血が脈管の外に漏れないようにする作用の3つがあります。特に血の経脈外への漏出防止を**統血作用**とよびます。脾に関係が深いのです。
⑥気化作用
　気血津液を相互に変化させる，あるいは津液を尿や汗に変化させる作用をもちます。
4）分類・種類
　元気（真気）は，宗気とそれ以外，営気と衛気などに分類して考えることができます。
①宗気
　推動作用を強く示す気であり，生成された後胸中に集まるという特徴をもつため，胸部にある臓器の働きに関与します。そのため心拍運動，呼吸運動を促進させます。
②営気と衛気
　営気は脈管内にあって栄養作用を強く示す気であり，全身を栄養しています。**衛気**は脈管外にあって防御作用と温煦作用を強く示す気です。体表では肌表を保護して病邪の侵入を防ぎ，体内では臓腑，組織を温煦させて活動を活発にします。
③四季による気の特徴
　気は四季によってその中心となる存在部位が異なります。春には脈管，夏には絡脈，長夏には肌肉，秋には皮膚，冬には骨髄とされます。

2.2.2　血

1）概念・特徴
　血は脈管の中を移行する身体の構成成分の1つです。全身を栄養し，精神活動を支える物質です。西洋医学的な血液と異なり，血は気の作用も含めた概念といえます。気を陽とみれば，血は津液とともに陰とみなします。
2）生成・巡り方
　血は，脾胃によって水穀を吸収消化した水穀の精微（後天的な血水の元）と腎に蓄えられた血の元ともいえる腎精が，脾の昇提作用，肝の発揚作用，腎の温煦作用により肺に運ばれ，清気と結合し，脈管内にある営気が入ることで赤くなり生成されます。もう1つ，腎精が腎陽の作用によって直接

血に転化して脈管に入る生成過程もあり，これを**腎精化血**とよびます。また，津液の一部も血の組成成分となります。

生成された血は，心の推動，脾の運化によって全身を循環し，肝の疏泄によって流量の調節を受け，脾の統血によって脈管内に留められます。また，腎陽により支えられています（**図2.7**）。血の一部は肝の蔵血作用により貯蔵されます。

3）血の作用
①濡養作用

血は脈管内にあって全身を栄養し，臓腑，組織を滋潤します。これを濡養作用といいます。

②精神安定作用

血は精神活動の基礎的な物質でもあります。

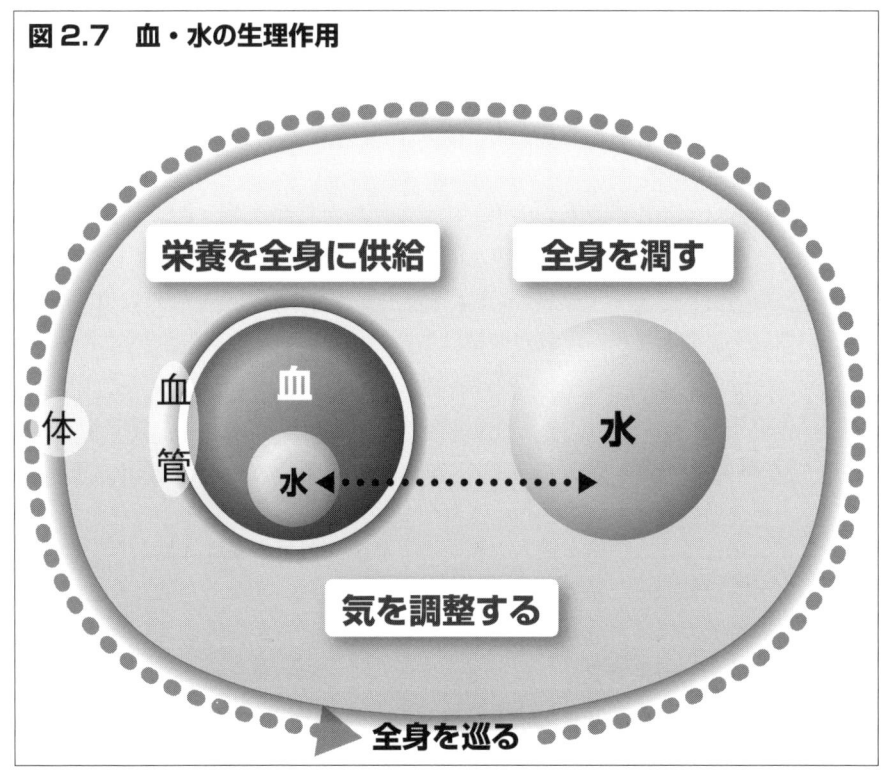

図2.7　血・水の生理作用

2.2.3 津液（水）

1）概念・特徴

　津液とは，唾液，胃液，涙，汗など，人体中の正常な水液の総称です。体表から体内深部までを潤すほか，一部は血の組成成分となります。なお，比較的薄い液体で，組織，器官，皮膚，筋肉などに分布するものを津といい，比較的粘稠で関節腔，胸腔，腹腔，脳脊髄膜腔などの閉鎖空間を満たすものを液といいます。気が陽であるのに対して，血と津液は陰でしたが，血を陽とすれば，津液は陰となります。また，津を陽とすれば，液は陰となります。

2）生成，巡り方

　津液は，脾胃で運化された水穀の精微のうち津液の元となるものと腎に蓄えられた腎陰とからなります。津液は，脾気の運化作用，肺気の宣散粛降作用，三焦の通調作用，肝気の疏泄作用，腎気の気化作用によって全身に運搬され，五臓六腑を滋養し，代謝後の廃液は汗あるいは尿となって排泄されます。また，有用な部分は，腎において腎陰として保有されるとともに再び全身へ供給されます（**図2.7**）。

3）津液の作用

　津液は滋潤作用をもちます。体表部に散布して皮膚，毛髪，うぶ毛などを潤し，涙，唾液として粘膜を潤し，臓腑を滋潤し，関節液として関節動作を円滑にします。なお，津液は脈管内を運行しながら脈管外に出て組織，器官を滋潤します。津液の循環は生命維持において非常に重要です。

2.2.4 精

1）概念・特徴

　精とは，機能活動，生長，発育など生命エネルギーの基本となる物質です。精には先天の精と後天の精があります。**先天の精**は父母から受け継ぎ先天的に備わった精で，腎精と同義です。元精，元陰，真陰ともよばれます。**後天の精**は水穀を運化して得られた栄養物質から生成された精で，水穀の精微と同義です。これは腎に下注して先天の精を補充し，精を維持しています。狭義には腎が蔵する精です。

2) 精の作用
①生長・発育を主る
　腎精は後天の精の補充を受け次第に充盛し，青壮年期には最も充実して維持され，中年期から次第に衰えて，ついには枯渇して死に至ります。精は人体の生命活動の根本を主ります。
②生殖を主る
　腎精が充盛すると，生殖能力を発揮する物質である天癸（男性ホルモンや女性ホルモンなど）が発生します。天癸の作用のもとで女性では月経が発生し，男性では精子が産生され，生殖能力が備わります。腎精の衰えとともに天癸も減少し，生殖能力も低下します。
③脳・髄・骨を主る
　精は髄を生じ，髄に脊髄と骨髄があります。脊髄が頭部に集まって脳になります。骨髄は骨を産生して身体を支持します。
④気血を産生する

東洋医学コラム

先天の気や先天の精は，後天の気や後天の精によって補充されないということですが，それだと，子孫に伝わる先天の気や先天の精は減少するばかりで，子孫はどんどんひ弱になっていくのではないですか？

　そうですね。実際に子どもが成長して生殖活動を行うのは，出生後20年程度経ってからですから，それまでに先天の気は消費されて，出生時より少なくなっています。それが子孫に伝わるため，世代を経るほど，先天の気は出生時においても減少し続けることになってしまいます。しかし，精子や卵子の中に，子孫に伝えるべき先天の気は20年経っても保存されていて，受精後，胎児が母親の子宮の中で成長する間に先天の気を育むとする考え方もあると思います。また，母親が，自分の先天の気を胎児に補給する可能性も考えられます。こうなると，母親の先天の気や先天の精の消耗は父親より激しいことになりますね。では，母親のほうが早死にするでしょうか。実際はそうではありませんね。父親が世間の中でもまれながら生活を支えていくことは，実は非常に大きな負担なのかもしれませんね。その他に，先天の精が先天の気を産生するので，先天の気が補充されるとする考え方もあります。これですと，まったく問題ないことになります。

精は気の生成の根本に関与し，精は血に変化します。

2.3　臓腑

臓は心臓，腎臓，肝臓などのように充実性構造をもつ器官で，正気を蔵しているという意味です（**図2.8，表2.2**）。

腑は胃腸のように管になっている，あるいは胆嚢，膀胱のように袋状になっている中空性の器官のことをいいます。腑とはものが集まる，物質の集散地という意味です。食物を消化・吸収・伝送していて，貯蔵することはありません。なお，腑は**奇恒の腑**と**伝化の腑**に分類されます。奇恒の腑は精を貯蔵して出さないものであり，脳・髄・骨・脈・胆・子宮が属します。伝化の腑は水穀（飲食物）を受け取り，精微と糟粕をとどめておくことがないのです。これには胃・大腸・小腸・三焦・膀胱が属します。通常，腑という場合，胃・大腸・小腸・胆・膀胱の五腑，あるいは三焦を加えた六腑を指します。

表2.2　臓と腑の違い

	機能	構成					陰陽の区別
臓	正気を蔵する	肝	心	脾	肺	腎	陰
腑	食物の消化・吸収・伝送	胆	小腸	胃	大腸	膀胱	陽

腑は陽で，陽の気を帯びています。これに対し，臓は陰の気を帯びています。臓腑の関係は，肺が臓で，大腸がその腑，その他同様に心と小腸，脾と胃，肝と胆，腎と膀胱があります。これでは五臓五腑となってしまうのですが，心の腑にもう1つ**三焦**を設けて腑を6つにしており，これを**五臓六腑**といいます。三焦は一定の形，部位をもたず，機能としてとらえられています。循環，呼吸，生殖機能に関与し，心に属する熱の元になるもので，皮下組織や内臓の毛細管を指すと考えられています。さらに，心包という心をとりまく臓を加えると**六臓六腑**となります。なお，現代医学の臓腑と部分的に一致していても別の機能単位と考えるべきです（**図2.9，2.10**）。

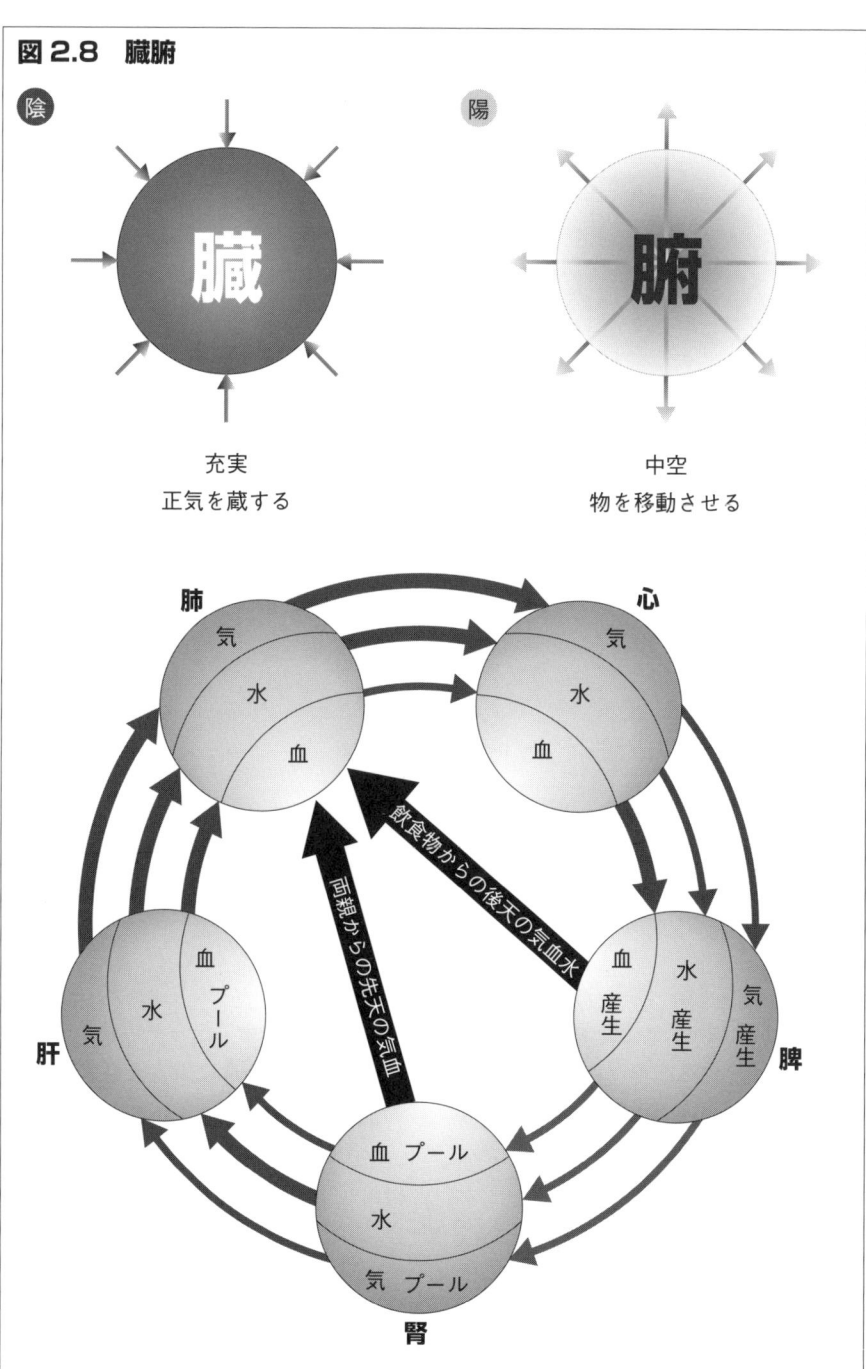

図2.8 臓腑

図 2.9 臓

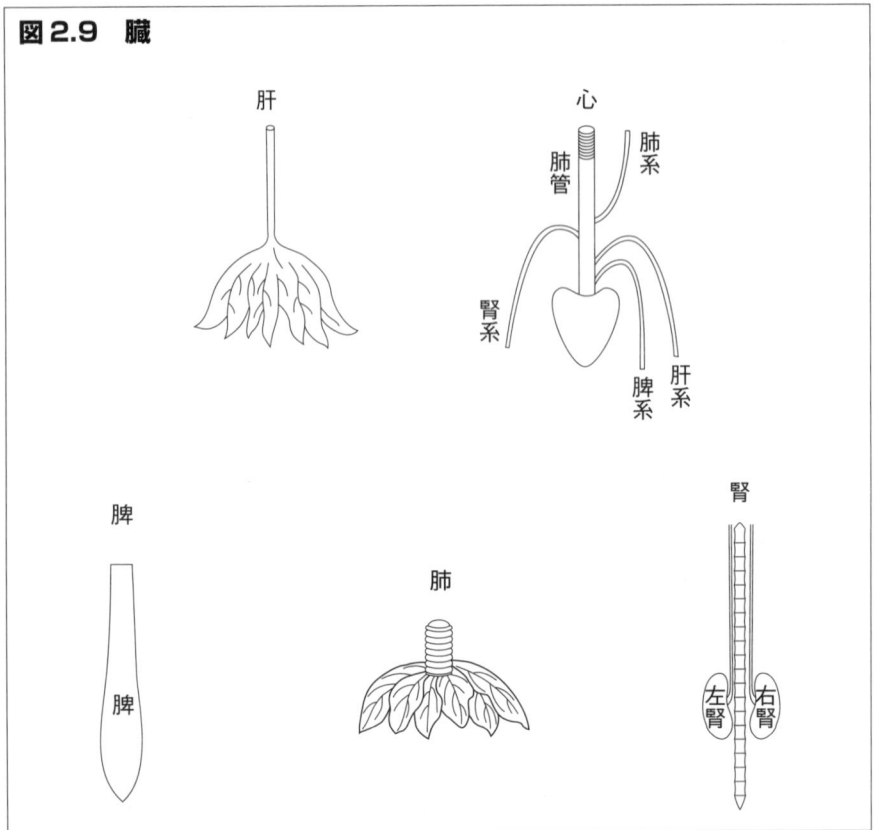

2.3.1 肝

　肝は，1) 脾の昇提作用（緩んだ筋肉を引き締め，精と気を肺にもち上げる作用）を補助するなど，気血水を滞りなく全身に巡らせて新陳代謝を行い，2) 精神活動を調節し，3) 血を貯臓して全身に栄養を供給し，4) 筋肉の緊張を維持する機能単位です（**図 2.11**）。

1) 概念・特徴

　肝は五行論で考えると，「木」に相当し，心・小腸を促進し，脾胃を抑制しています。また，肝は西洋医学でいうところの自律神経系，中枢神経系，運動神経系，肝臓の部分機能，血液循環の調節機能，視覚系の一部，月経調節などを含めた機能系と考えることができます。このため，西洋医学の

図2.10 腑

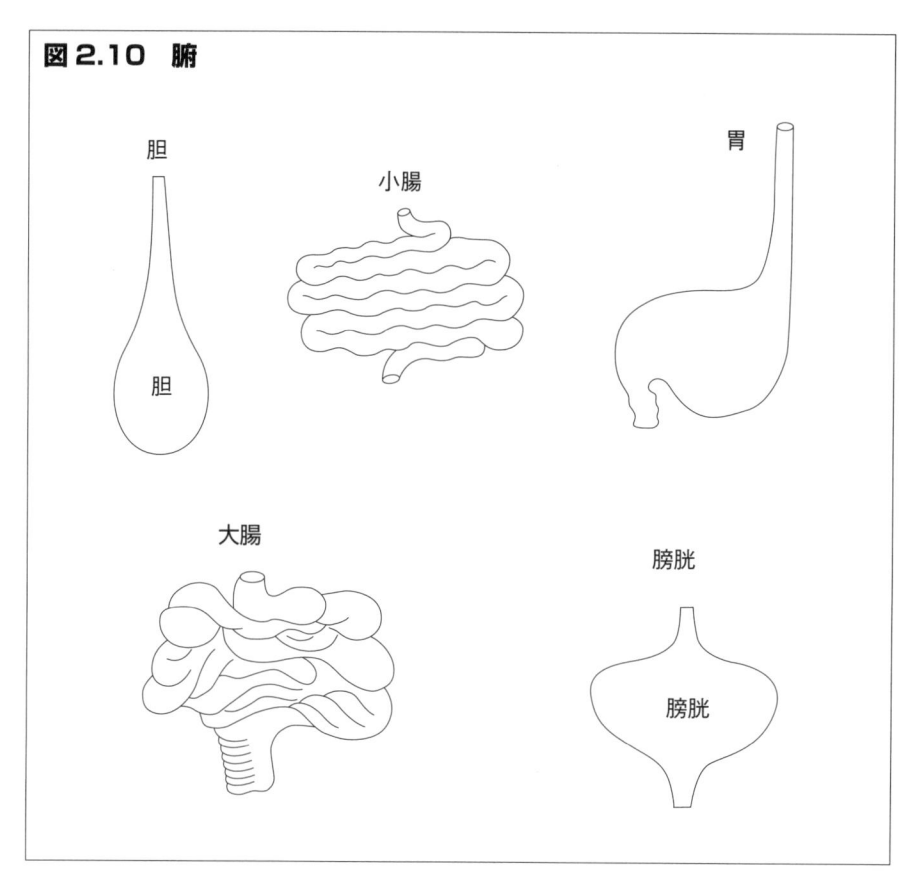

胆
胆
小腸
胃
大腸
膀胱
膀胱

肝臓とは大きく異なるのです。

2）生理機能

①肝は疏泄を主る

「疏」は通じるという意味をもち、「泄」は発散、排泄という意味をもちます。身体の隅々まで機能を通行させることを指します。疏泄作用は、主として気の運動、すなわち気機に現れます。大きく分けて3つの機能があります。1つは、情緒を安定させ、精神状態を快適に保つ作用です。西洋医学的な大脳辺縁系や新皮質の機能がこれに相当します。2つ目は、脾胃の運化作用を補助する作用です。3つ目は、気血の流れを調節する作用です。

②肝は血を蔵する

図2.11　肝

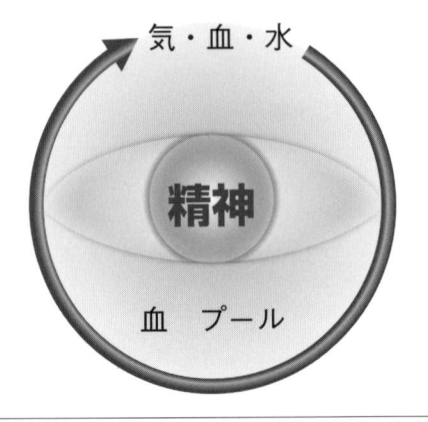

気・血・水

精神

血　プール

　肝は血液を貯蔵し，循環血量を調節します。また，肝血は肝の陽気が過剰に作用しないように調節します。
③肝は筋を主り，運動を主る。その華は爪にある
　肝は全身の筋肉を主り，筋肉は関節に付着しているため，肝は関節の運動を支配します。『黄帝内経素問』には筋はみな節に属すると表現されています。爪は肝の状態を把握する参考所見となります。
④肝は目に開竅する
　肝の経脈は目につながり，目は肝経の気血によって濡養されます。そのため，目の変化によって肝の状態を判断することができます。

2.3.2　胆

　胆と肝は表裏の関係にあります。胆は胆汁を貯蔵，排泄する機能があります。また，腸管の消化機能，精神情緒作用に関係します。

2.3.3　心

　心は，1）すべての臓腑の機能を統括し，2）一方で，特に腎に熱を供給するかわりに腎から水を補給され，3）意識レベルを保ち，4）覚醒，睡眠のリズムを調整し，5）血を循環させる機能単位です（**図2.12**）。

1）概念・特徴
　心は五行論で考えると，「火」に相当し，脾・胃を促進し，肺・大腸を

図2.12 心

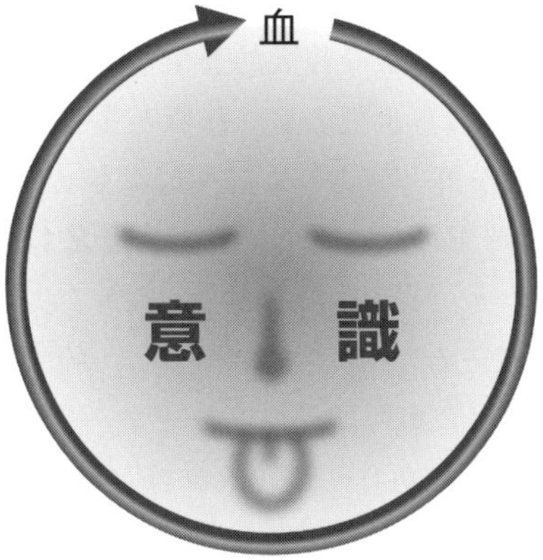

抑制しています。五臓の中で最も重要な臓器で、心臓の拍動にもとづく循環機能、大脳新皮質を主とする高次神経系の機能、一部の自律神経系機能を含めた機能系です。

2) 生理機能

①心は血脈を主る

心は「心の陽気」の推動作用によって血の循環に作用し、血液を押し出す働きをもちます。この機能を促進するのは宗気です。

②心は神志を主る

神志とは精神意識、思惟活動、精神活動能力を総合的に表現したものです。また、心は「蔵神」ともよばれ、大脳皮質を中心とする高次神経系の機能に関係があります。

③汗は心の液である

津液が汗に変化し、心の病変により発汗がみられることが多いのです。

④心は舌に開竅し、その華は面にある

顔面や舌の所見から、心の機能を推測することができます。

2.3.4 小腸

小腸と心は表裏の関係にあります。小腸は胃で初歩的に消化されたものから精製された栄養分を吸収し、不要となったものを大腸に送る機能があります。水分は大腸を通じて膀胱に送られます。

2.3.5 脾

脾は，1）消化吸収により後天的な気血水の元である水穀の気および精微を生成し，2）これら水穀の気，精微と先天の気および腎での血水の元である腎精，腎陰を肝と協力して肺へ昇提させ，3）血流をなめらかにし，4）筋の形成と維持を行う機能単位です（**図2.13**）。

1）概念・特徴

脾は五行論で考えると，「土」に相当し，肺・大腸を促進し，腎・膀胱を抑制します。胃と表裏の関係にあります。また，脾は水穀を消化，吸収することが主な機能であり，運化，昇精，統血の作用をもちます。また，食物が胃に入ると水穀の精微を肝に送り，そこで溢れた精微が筋を滋養します。水穀の気は心に灌ぎ，精微は血脈を滋養し，一方，水液は胃に入ると水穀の精微を脾に送るとされます。

2）生理機能

①運化を主る

運化とは転化と運輸を意味します。転化とは，胃との共同作業によって水穀の精微を消化吸収することです。運輸とは，消化吸収した水穀の気あるいは水穀の精微を主として肺に運ぶことです。

②脾は昇精を主り，胃は降濁を主る

脾は栄養物を肺に送り，心の力を借りて全身に散布します。また，内臓

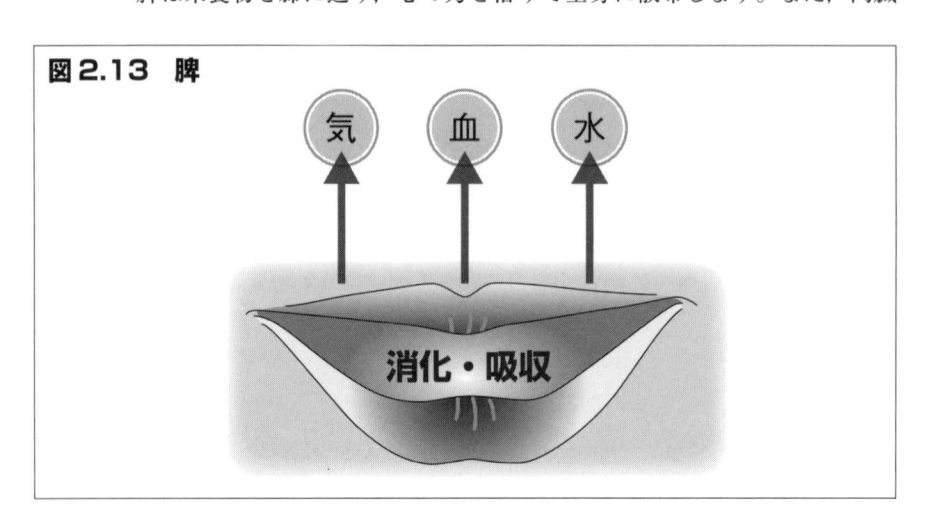

図2.13 脾

下垂を防止します。胃は消化物を小腸に下輸します。
③脾は統血を主る
　脾の運化が順調であると，気血津液が十分に生成され，気の固摂作用によって血が脈管から漏れないように統摂し，コントロールすることができます。
④脾は筋肉・四肢を主り，口に開竅する。その華は舌にある
　脾の運化作用により，気血が全身を十分栄養し，筋肉，四肢ともに力強くなります。口は食欲に，舌は味に関係し，脾の運化作用が健全か否かの指標となります。これは消化器系の機能状態が食欲や味覚に反映されることを示すものです。また，涎（唾液）は脾の液であり，口腔内を潤して粘膜を保護します。
⑤脾は後天の本である
　「本」とは，生命力の本と身体形成の本を指します。生命力や成長には腎精が不可欠ですが，これだけでは不足です。脾胃は生命活動を維持するために必要な栄養物質を産生，供給するため「後天の本」とよばれます。

2.3.6　胃

　胃と脾は表裏の関係にあります。胃は摂取された食物を受け取り，初歩的な消化を行います。

2.3.7　肺

　肺は，1）呼吸により清気を摂取し，2）昇提された先天の気，水穀の気と清気を合体させて真気という完成された気とし，全身に散布させ，3）昇提された腎精，水穀の精微と清気を合体させ血を生成し，4）皮膚の機能を制御し，その防衛力を保持する機能単位です（**図2.14**）。

1）概念・特徴
　肺は五行論で考えると，「金」に相当し，腎・膀胱を促進し，肝・胆を抑制します。大腸と表裏の関係にあり，五臓の中で一番上に位置します。また，肺気は衛気との関連が深く，肺陰は肺を滋潤し栄養を与える陰液を指します。

2）生理機能
①気を主る

図2.14 肺

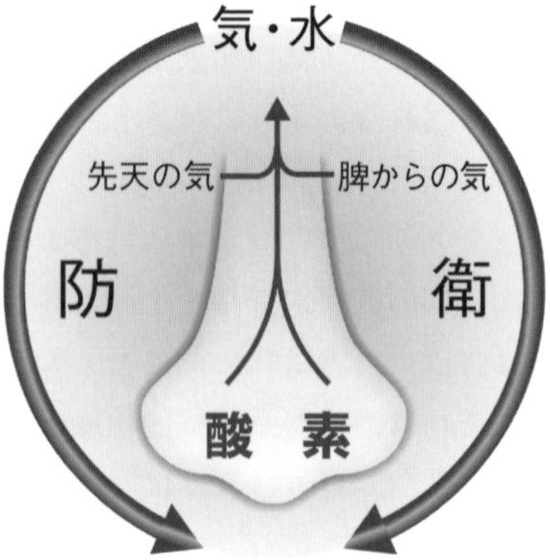

呼吸の気と体内の気の昇降出入を主ります。肺は自然界の清気を取り入れ，体内の濁気を体外に排泄する作用をもちます。気の運動は昇降出入の4つであり，これを**気機**といいます。

②宣発・粛降を主る

宣発は，発散・散布の意味で，呼気，肺で完成された真気を全身に散布すること，汗を発散することを意味します。**粛降**とは，清粛，清潔，下降の意味で，吸気，真気や津液を下方へ散布することを意味します。この作用によって下に降りてきた清気は脈管に入り，一部は腎で納気（気を取り込むこと）されます。

③皮毛を主る，華は毛にある

皮毛は皮膚，汗腺，うぶ毛を指します。これらが存在する体表に肺の宣発作用で衛気と津液を送り，外邪の侵入を防ぎます。衛気は体表を保護して病邪の侵入を防ぎ，体内では臓腑，組織を温煦させて活動を活発にします。津液は皮膚を滋潤します。肺の変化は毛に現れるのです。

④水道を通調する

水道は水の運行と排泄の道を意味し，通は疎通，調は調節を意味します。肺の水液代謝は，宣発作用で汗を発散すること，および粛降作用で津液を下方に向かって膀胱に運ぶことを意味します。すなわち，気によって水が正常に代謝，循環されるわけです。また，水液代謝には脾の運化作用，腎の気化作用も関与します。

⑤肺は鼻に開竅する

　肺が正常であれば呼吸も正常であり，鼻の機能も正常です。鼻水は鼻腔を潤す肺液の一部です。また，肺は発声と関連があります。

2.3.8　大腸

　大腸は肺と表裏の関係にあり，小腸より到達した食物の残りから水分を吸収し，糟粕を体外に排泄する作用があります。

2.3.9　腎

　腎は，1）両親から受け継いだ先天の気などをもとにして成長，発育，生殖を主り，2）骨，歯牙を形成維持し，3）心から受けた熱とともに水を温め，全身に供給する形で水分代謝を調節し，4）肺で完成された気を取り込んで（納気），吸気機能を安定させて呼吸機能を維持し，5）精神機能を保持する機能単位です（**図2.15**）。

1）概念・特徴

　腎は五行論で考えると，「水」に相当し，肝・胆を促進し，心・小腸を

図2.15　腎

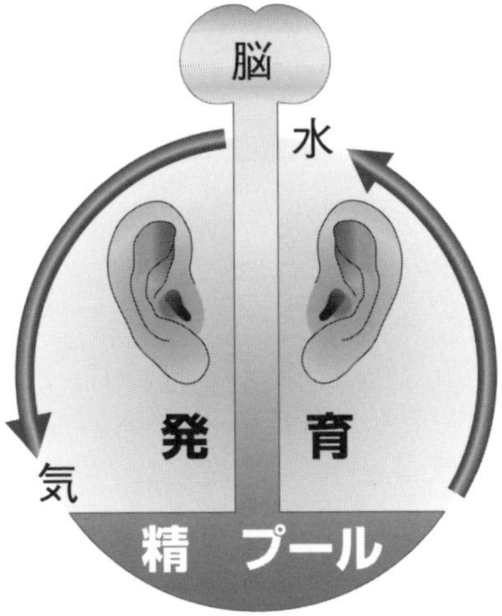

抑制します。膀胱と表裏の関係にあり，水の代謝にも深く影響を及ぼします。また，生命エネルギーの基本となる物質である精の貯蔵にも大きく関与します。

2）生理機能

①精を蔵す

精は成長，発育を主るもので，生殖と密接な関係があります。また，精は血に変化して肝を助け，月経，妊娠，分娩などにも関与します。

②水を主る

腎陽の働きで津液分布と水の代謝に関与します。昇の作用により有益な水分を再吸収し，降の作用により不要な水分を尿として排泄します。

③納気を主る

肺の呼吸によって吸入された清気は腎に納められます。この機能を納気とよびます。

④骨を主り，髄を生じ脳を満たす

腎に蓄えられる精の作用として，髄を生成し，髄は骨を養う作用があります。

⑤腎は耳に開竅し，二陰を主る

腎の精気は耳に通じており，聴覚と腎気は密接な関係があります。二陰は前陰，後陰のことであり，前陰は生殖，排尿機能を，後陰は排便機能をもちます。腎は二陰を制御しています。

⑥腎の華は髪にある

髪は血の余とよばれます。腎気旺盛ならばつやがあり，色も黒く，潤っています。

2.3.10 膀胱

膀胱は腎と表裏の関係にあり，腎による体液調節により生成された尿を貯留，排泄する作用をもちます。

2.3.11 心包

六臓六腑と考える場合に登場する臓です。心包は心を被い，保護しています。

2.3.12 三焦

六臓六腑と考える場合に登場する腑です。三焦は気血水の流通路です。

2.4 経絡（けいらく）

経絡は経脈，奇経，絡脈に大別されます（図2.16）。**経脈**とは皮下を通る内臓と皮膚との間の相互に関連しあう系のことです。**奇経**とは生体が非生理状態になった場合に，あふれた気血が流れ込む循環路のことで，経絡変動の安全弁の役目をするものです。**絡脈**は経脈から出た枝で，経脈（陽経）と経脈（陰経）をつなぐ役割をしているものです。

内臓に変動があると，その主要な点すなわち経穴に反応が出たり，鍼あるいは灸によってこの経穴を刺激すると内臓に影響が生じたりします。経絡は刺激の連関あるいは伝導系であるといえます。経絡は経穴を連ねた線として考えられていましたが，本来は幅と深さをもった立体的なものなのです。

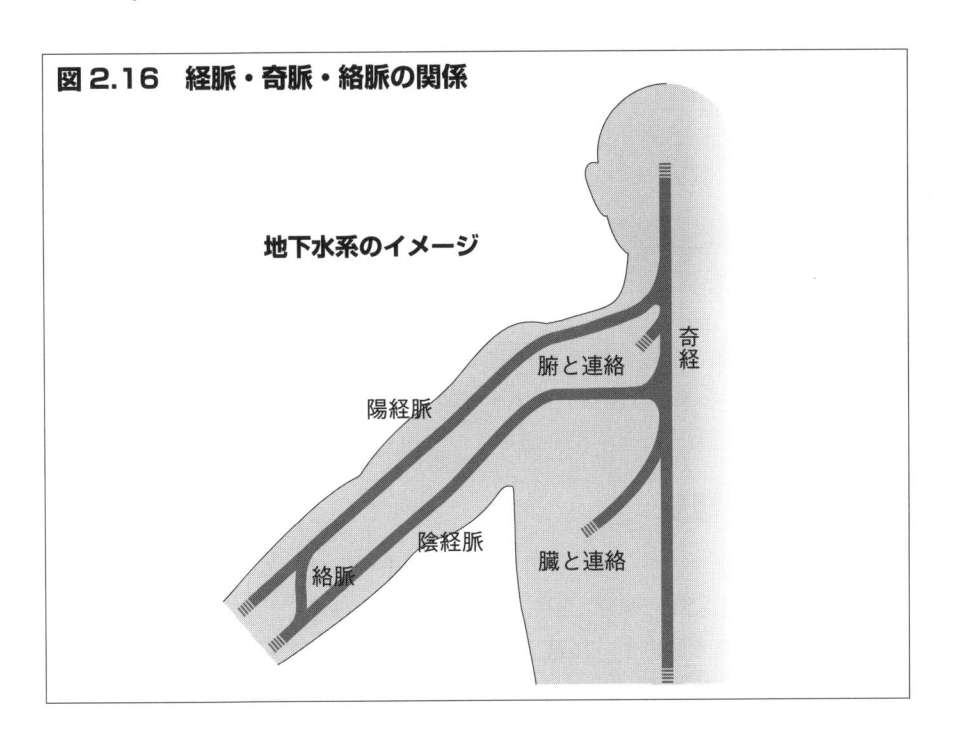

図2.16　経脈・奇脈・絡脈の関係

地下水系のイメージ

腑と連絡
奇経
陽経脈
陰経脈
臓と連絡
絡脈

図 2.17　経脈と絡脈

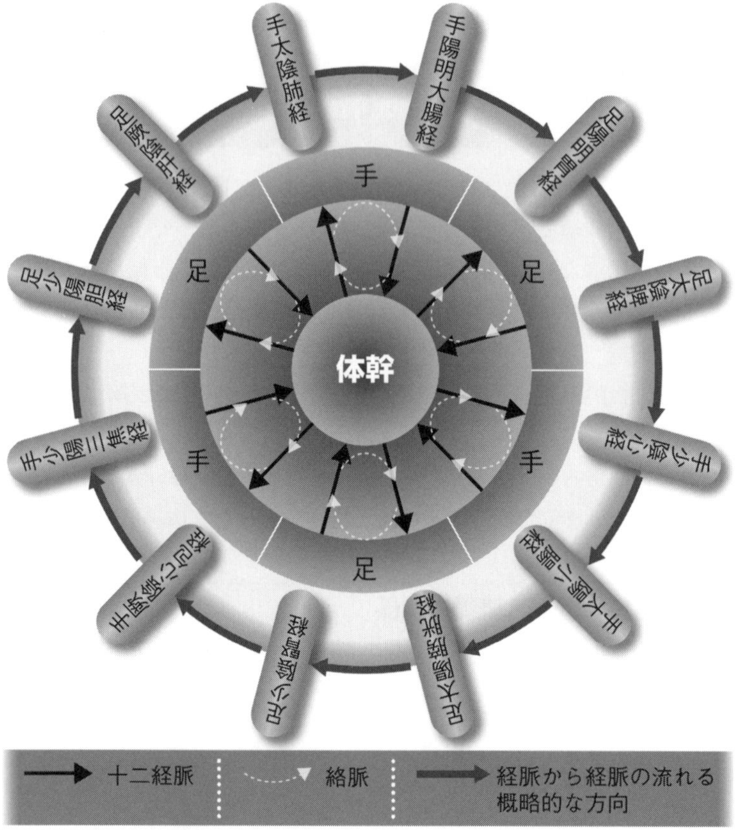

手太陰肺経
手陽明大腸経
足陽明胃経
足太陰脾経
手少陰心経
手太陽小腸経
足太陽膀胱経
足少陰腎経
手厥陰心包経
手少陽三焦経
足少陽胆経
足厥陰肝経
手
足
足
手
手
足
体幹
十二経脈
絡脈
経脈から経脈の流れる概略的な方向

五臓六腑に心包を加えた六臓六腑と手足の末梢を結ぶ経脈は 12 あるので，これらを十二経脈といいます（**図 2.17**）。さらに八脈ある奇経のうち，体の背部と腹部の正中線を通る 2 つを加えたものを十四経といいます。

2.4.1　十二経脈

十二経脈は各々いずれかの臓腑と直接連係しています。十二経脈のうち，臓に属する経脈は**陰経**，腑に属する経脈は**陽経**とよばれます。各陰経が対の関係にある陽経と，絡脈によって連係しています。絡脈によって連係している陰経と陽経は互いに表裏をなしています。陰経は太陰経，厥陰経，

少陰経に三分類されます。また，陽経も陽明経，少陽経，太陽経に三分類されます。表裏の関係は，足では太陽膀胱経と少陰腎経，少陽胆経と厥陰肝経，陽明胃経と太陰脾経，また手では太陽小腸経と少陰心経，少陽三焦経と厥陰心包経（心主），陽明大腸経と太陰肺経となります。

循行部位は以下の通りです（**表2.3**）。

表2.3　経脈の循行部位

		太陰経	厥陰経	少陰経	陽明経	少陽経	太陽経
四肢		内腹側	内側中央	内背側	外腹側	外側中央	外背側
頭	手経脈			咽→目	顔面	側頭	頬
	足経脈		咽→前額→頭頂		顔面部	側頭	後頭・頭頂
体幹		腹側	側面	背側	腹側	側面	背側

　経脈の循行には規則性があり，手の陰経は胸から手に向かい手の陽経と交わり，手の陽経は手から頭に向かい足の陽経と交わり，足の陽経は頭から足に向かい足の陰経と交わり，足の陰経は足から腹に向かい手の陰経と交わります。これを順次記載すると以下の通りです（**図2.17**も参照）。

　　手太陰肺経　　→　手の示指の端　→　手陽明大腸経　→
　　鼻孔のわき　　→　足陽明胃経　　→　足の母指の内側端　→
　　足太陰脾経　　→　心中　　　　　→　手少陰心経　→
　　手の小指の端　→　手太陽小腸経　→　目の内眼角　→
　　足太陽膀胱経　→　足の小指の端　→　足少陰腎経　→
　　胸中　　　　　→　手厥陰心包経　→　手の薬指の端　→
　　手少陽三焦経　→　目の外眥　　　→　足少陽胆経　→
　　足の母指の外側端　→　足厥陰肝経　→　肺内　→（手太陰肺経に戻る）

　経脈は営衛気血を輸送する作用があります。うち営気と気血は脈中を循行し，衛気は経脈の抑制を受けないため脈外を循行します。
　営気は休まず脈中を十二経脈の循行の規則に則って巡り，1日で50周します。

衛気は脈外を一昼夜に50周します。昼間に陽の25周を，夜に陰の25周を運行します。陽の運行は営気のように経脈を交わりながら進むものではなく，手足の三陽経に沿って全体に頭部から手足に向かって運行します。これを25回くり返します。次に夜になると，陰に入り腎，心，肺，肝，脾，再び腎の順に注いで周をなします。これを25回くり返します。

2.4.2 絡脈

絡脈は経脈から分かれた支絡部分で，網のように全身に分布します。絡脈の大部分は穴位から起こり，体内で主として経脈中の気血を全身に浸透させ，注ぎ込んで筋肉・骨・皮膚などに栄養を与えます。十四経脈に見合う絡に脾の大絡を加えた15の絡脈があります。

この十五絡脈には特徴があります。すなわち，1) 陽経から分かれて陰経に入る，あるいは陰経から分かれて陽経に入る (任, 督, 脾大絡は例外)，2) 一定の循行がある，3) 障害された場合に特徴的な症状がある，4) 他の絡脈の機能と異なり，主として陰陽の二経に通じて，その体外での連係を強化することです。

2.4.3 奇経

奇経には八脈があり，十二経脈の間を縦横に交錯して，経脈間の連携を緊密にする特殊な通路で，正経の拘束を受けません。主なものは督脈，任脈です。特徴は以下の通りです。

・奇経は十二経脈のように絡脈で結ばれず，属す臓腑ももちません。
・表裏が対になっていません。
・任・督の二脈は自己の腧穴（次節より説明）をもつのみで，他の六脈の腧穴は正経に寄生します。
・任・督の二脈のみが，十二経脈に沿って営気が循環する通路を構成します。
　その他に，衝脈，帯脈，陰蹻脈，陽蹻脈，陰維脈，陽維脈があります。

2.5　腧穴

腧穴(ゆけつ)は人体の脈気が注がれた個所で，鍼灸を施術する個所でもあり，通

称，穴位といいます。人体の体表に一定の位置を占める1つの小点で，経脈の気血が注がれる空隙でもあります。

腧穴には3つの主要な効用があります。すなわち，刺激・伝導・反応です（図2.18）。腧穴は経脈循行路に分布し，経脈は臓腑と通じています。人体の各部組織と臓腑は主に経絡の循行流注によって，生長・補給・防衛などの作用を発揮します。経絡の気は体表にあるすべての腧穴を通過し，出入りします。

腧穴の伝導作用は，外導と内伝に分類されます。外導は体内臓腑の機能の変化を外に向けて導くことであり，この時の腧穴は臓腑の変化を反映する反応点として作用します。すなわち，ある疾病はある部位上の腧穴の不快な現象あるいは何らかの変化となって現れる可能性があります。たとえば，膨隆・陥凹・弛緩・硬直・冷え・熱・粘性・滑性などです。内伝は体

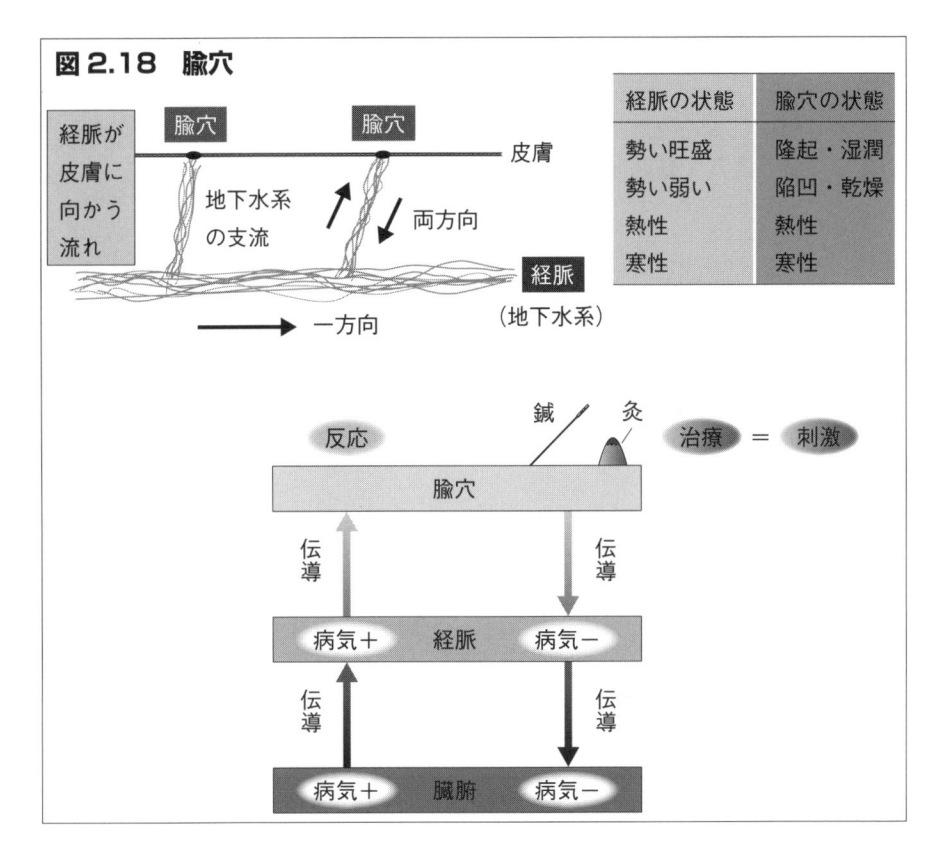

図2.18 腧穴

経脈の状態	腧穴の状態
勢い旺盛	隆起・湿潤
勢い弱い	陥凹・乾燥
熱性	熱性
寒性	寒性

表で感じた各種の素因を内部の臓腑に向かって伝えることであり，この時の腧穴は体表が感じた影響を伝達する刺激点として作用します。すなわち，腧穴に侵入した刺激が経脈を伝わって，臓腑の機能に影響を及ぼします。

腧穴の反応点ならびに刺激点としての作用は，主に腧穴自体の伝導機能から生まれ，これら2つの作用は互いに密接な関係にあります。すなわち，腧穴は診断上の反応点としてだけでなく，治療上の刺激点としても応用されるのです。各種疾病に対して腧穴の状態を把握して，その異常現象の所在を突き止め，それに応じて適切な腧穴を選定し，治療ができるのです。

2.5.1 腧穴の種別

腧穴は**経穴・奇穴・阿是穴**に分類されます（**図2.19**）。

経穴は手足の三陰三陽と任督二経によって配列されて十四経系統となっている腧穴です。経穴は361種類あり，左右で対にあるものと体の正中線上に1種類のものがあるため，身体における経穴の総数は670です。

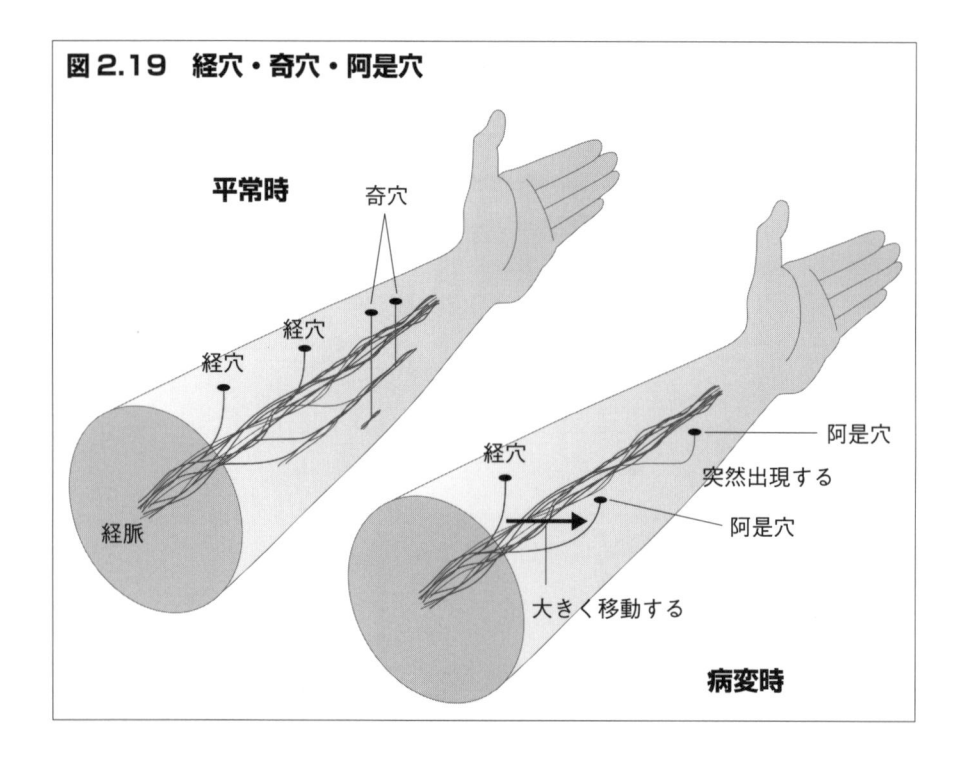

図2.19 経穴・奇穴・阿是穴

平常時
- 奇穴
- 経穴
- 経脈

病変時
- 経穴
- 阿是穴 突然出現する
- 阿是穴 大きく移動する

奇穴は，十四経系統に入っていない経験上有効な穴位のことです。経外奇穴といったりします。これは従来の十四経と区別するためにいったものですが，実際には，経外奇穴が経穴に組み入れられているものもあります。

阿是穴は固定した部位あるいは名称をもたず，圧痛の部位にしたがって穴を定めたものです。この部位は，主として特別敏感な点（快いあるいは痛い）として判断されています。

2.5.2　腧穴の共通性

ほとんどの腧穴は経絡系統にもとづいて配置されており，とくに十四経において体系化されています。このため，経脈ごとに治療に適する疾患に特徴がでてきます。

十二経脈は，手足に多くの腧穴をもち，頭身と臓腑に及びます。このため，各腧穴において，近位の病変とさらに経絡を通じて遠位の病変の治療が可能です。各経脈と治療可能部位，疾患は**表2.4**の通りです。

督脈・任脈は，からだの正中線上にあって，すべての腧穴において所在部位に応じた治療が可能です。督脈では項背部が，任脈では臍下部がとく

表2.4　経脈と適する治療部位・疾患

経脈	適応部位・適応疾患
手太陰肺経	胸・喉・肺疾患
手厥陰心包経	胸・心疾患・胃部疾患・精神疾患
手少陰心経	胸・心疾患・精神疾患
手陽明大腸経	顔・眼・耳・鼻・口歯・喉・熱性疾患
手少陽三焦経	こめかみ・眼・耳・胸脇・喉・熱性疾患
手太陽小腸経	項・眼・耳・鼻・喉・精神疾患・熱性疾患
足陽明胃経	顔・鼻・口歯・喉・胃腸・精神疾患・熱性疾患
足少陽胆経	こめかみ・鼻・耳・眼・喉・胸脇・熱性疾患
足太陽膀胱経	項・鼻・腰背・精神疾患・熱性疾患
足太陰脾経	腹・産科疾患・泌尿器科疾患・消化器疾患
足厥陰肝経	腹・産科疾患・泌尿器科疾患・消化器疾患・生殖器疾患
足少陰腎経	腹・産科疾患・泌尿器科疾患・消化器疾患・肺疾患・喉頭部疾患

に重要となります。

2.5.3　腧穴の特殊性

　全身の腧穴には，経脈の分布などを基礎にして，多くの特定の要穴があり，臨床上，それぞれ特殊な意義をもちます。手足には井・榮・兪・経・合・原・絡・郄があり，胴部には背兪および腹募があります。このほか，八会穴，各経の交会穴などがあります。

1）五兪穴

　手足の肘膝から末梢は経気の気血が小から大に流れ注ぐ関係によって，井・榮・兪・経・合の五穴を規定し，これを五兪と総称します（**図2.20**）。五兪穴の五行属性は陰経，陽経によって異なります。十二経脈において五兪穴の位置順序は手足末端から肘膝に向かって配列されます。五兪穴の命名は水流を象徴します。井は水が自然に出るところ，榮は流れがしたたる，あるいは溢れるところ，兪は水流が注ぐところ，経は常に流れている意，合は水流が必ず帰するところがあり，臓腑の海に流入する意味を表します。陰経はそれぞれ五兪を有し，合計三十兪，左右合わせて六十兪あり

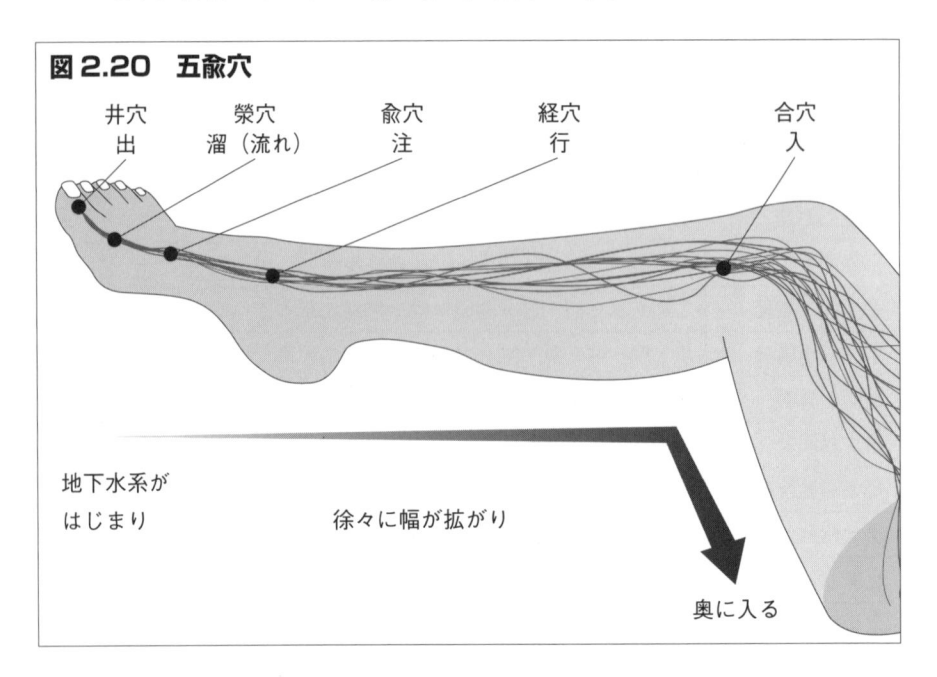

図2.20　五兪穴

| 井穴 | 榮穴 | 兪穴 | 経穴 | 合穴 |
| 出 | 溜（流れ） | 注 | 行 | 入 |

地下水系がはじまり　　　徐々に幅が拡がり　　　奥に入る

ます。陰経の原穴は兪穴と一致します。陽経は各々五兪に原穴を加えると，計三十六兪，左右合わせて七十二兪となります。

2) 五要穴

特定の病状に対して，あるいは特定の治療効果を期待して選定される腧穴があります。原穴・郄穴・絡穴・募穴・兪穴を総称して五要穴といいます。

原穴（表 2.5）：臓腑ならびに 361 腧穴の真気が経絡に注ぐ穴位です。原穴は四関(両肘・両膝)から出ています。原穴には五臓の病態が現れます。古代において，四関と肩・股関節は重要な部位と判断していました。「五臓六腑の病は，みなその原を取る」といわれます。十二経脈の原穴は六腑陽経においては単独に存在し，五臓陰経においては五兪穴中の兪穴と

表 2.5 十二経の五兪穴

五兪		井	滎	兪	経	合	(原)
意義		出	溜	注	行	入	
部位		手足末端	本節	手掌・足底	腕・脛	肘・膝	
主病例		心下満	身熱	体重節痛	喘咳寒熱	逆気而泄	
五行（陽経）		金	水	木	火	土	
手三陽	大腸	商陽	二間	三間	陽渓	曲池	合谷
	三焦	関衝	液門	中渚	支溝	天井	陽池
	小腸	少沢	前谷	後渓	陽谷	少海	腕骨
足三陽	胃	厲兌	内庭	陥谷	解渓	足三里	衝陽
	胆	竅陰	侠渓	臨泣	陽輔	陽陵泉	丘墟
	膀胱	至陰	通谷	束骨	崑崙	委中	京骨
五行（陰経）		木	火	土	金	水	
手三陰	肺	少商	魚際	太淵	経渠	尺沢	
	心包	中衝	労宮	大陵	間使	曲沢	
	心	少衝	少府	神門	霊道	少海	
足三陰	脾	隠白	大都	太白	商丘	陰陵泉	
	肝	大敦	行間	太衝	中封	曲泉	
	腎	湧泉	然谷	太渓	復溜	陰谷	

注：陰経については，兪穴は原穴に相当します。

合併します。臨床上，臓腑の疾患に対して原穴を取ることは非常に効果があります。

郄穴：人体の間隙を指し，気血が集まるところです。任・督・衝・帯の四経を除いて，他の経に存在します。比較的重症，あるいは頑固な疾患の治療に用いられます。

絡穴：陰経と陽経との間の表裏関係を連係するものです。十二経脈がそれぞれ一絡を有するほかに，督脈絡・任脈絡・脾の大絡があり，計15絡です。虚実の検証に用いることができます。また，本経の疾患においてその表裏する経脈の臓腑に影響する場合には，絡穴を取るのが最も妥当とされます。

募穴：胸腹部の特定の穴位に位置し，各臓腑の所在部位に接近し，背部にある腧穴と前後に対応します。募穴は臓腑の気が集まるところであるため，内臓疾患が慢性化した場合によく取られます。

俞穴：臓腑の気が注ぐ孔穴です。募穴と類似しますが，募穴は慢性の持病の治療に適し，俞穴は内臓自体の疾患のほか，内臓に関係する各部の疾患にも適用されます。

3）八会穴

人体の気血・臓腑・筋脈・骨髄の計8種の気はすべて会するところがあり，およそある種の組織あるいは臓腑に属する病変には，その関係する会穴を採用することができます。

4）交会穴

十二経脈と奇経八脈の循行は，常に相互に交錯しています。このため，多くの腧穴は2つあるいはそれ以上の経の経気が会合しています。これらの穴位を取ることで，その経の疾病ばかりでなく，会合している経脈の疾病をも合わせて治療することができます。

5）四総穴

ある部位において疾患の種類にかかわらず効果が期待できる穴位です。病変部位は，腹部（足三里，図3.12），腰背部（委中，図3.16），頭頂部（列欠，図3.10），顔面および目（合谷，図3.11）の4ヵ所があります。

6）八総穴

十二正経と奇経八脈が関係する穴位で，奇経病の治療に用いられます。上肢下肢に各々4個ずつあり，2穴を左右交叉させて用いられます。

第3章
東洋医学の病態生理・症候・病理・病因学

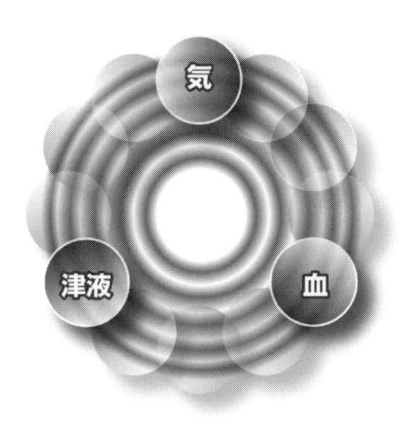

3.1 陰陽・虚実・寒熱・表裏（八綱分類）

　病気が発生する場合について，さまざまな角度から患者の状態をとらえようとします。それらも含めて，病態生理・病理・症候について，総合的に説明します。

　患者がもつ体質的なもの，症状的なものを合わせて，その患者がある時点で現している体の状態を**証**といいます。具体的には，これから説明する病態，症候の東洋医学的名称の後に証を加えて表現します。

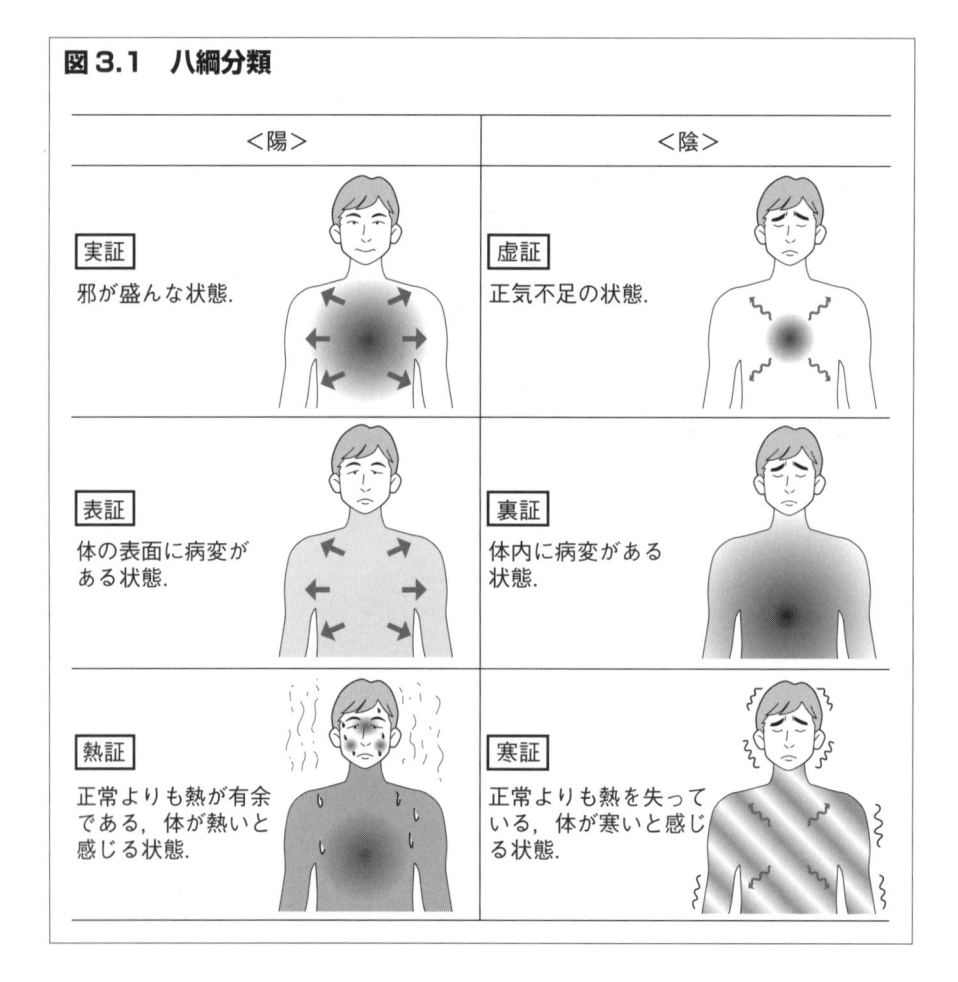

図3.1　八綱分類

<陽>	<陰>
実証　邪が盛んな状態.	**虚証**　正気不足の状態.
表証　体の表面に病変がある状態.	**裏証**　体内に病変がある状態.
熱証　正常よりも熱が有余である，体が熱いと感じる状態.	**寒証**　正常よりも熱を失っている，体が寒いと感じる状態.

陰陽論を応用して，患者の症状，病態を表裏，寒熱，虚実の3視点から分析，分類することを**八綱分類**といいます（**図 3.1**）。ここでの陰陽は3視点からの分析を包括的，全体的にとらえる場合に表現されるものです。

3.1.1 表裏

外乱因子に対する生体の反応の出現部位で分類したものです。体表部付近を表，表より身体の深部を裏と定義します。頭痛，悪寒，発熱，項背筋のこわばりと疼痛，関節痛，筋肉痛などが**表証**とされます。一方，腹満，下痢，便秘，身体深部の熱感，稽留熱，譫妄などが**裏証**とされます。表あるいは裏と完全に区別できない場合，**半表半裏**と表現されます。

3.1.2 寒熱

生体の恒常性が外乱因子によって乱された場合，その局所の呈する病状が熱性（熱感，充血，局所温度の上昇など）ならば**熱証**，寒性（冷感，冷え，血流低下，局所温度の低下など）ならば**寒証**と定義します。その際，患者の主観的な訴えが重要視されます。体温計で測って39℃の発熱があっても，患者の悪寒が強く，布団をかぶって震えている場合には寒証と判断します。

3.1.3 虚実

虚（虚証）とは正気が不足した状態です。病気に対抗するために動員された気血の力が弱い病態です。**実（実証）**とは病気を発生させる原因（邪）が旺盛な状態です。病気が悪化しやすい状況といえます。実に関しては，病気に打ち勝つ患者の力が旺盛なこと，あるいは普段の体力が充実していることを指す場合もあります。この考え方では尺度が同じなので，虚証・虚実中間証・実証と分類することも可能です。どの意味で用いているか注意が必要です（**表 3.1**）。

ただ，治療に関する東洋医学の用語を考慮すると，前者の考え方が妥当といえます。つまり，**補法とは虚した正気を補う治療**であり，**瀉法は実した邪を排除する治療**なのです。病気に打ち勝つ力が旺盛な患者の正気を排除する治療は絶対に行いません。

表 3.1 虚実の考え方の違い

	邪と正気の関係からみたもの	病邪に対する抵抗力からみたもの	体力からみたもの
実証	邪が旺盛な状態	抵抗力が強い状態	体力が強い状態
虚実中間証	(-)	抵抗力が中間の状態	体力が中間の状態
虚証	正気が不足した状態	抵抗力が弱い状態	体力が弱い状態

3.1.4 陰陽

　生体の恒常性が乱された場合，生体の修復反応の性質が総じて熱性，活動性，発揚性のものを**陽（陽証）**，寒性，非活動性，沈降性のものを**陰（陰証）**といいます。

3.2 気・血・津液（水）の異常

3.2.1 気の異常

　気の異常は，現象的には自律神経系の異常などによる病状を指します。気の変調には気虚，陽虚，気滞，気逆の4種類があります（**図3.2**）。

1）気虚

　気の量的不足から生じる作用不足による症候です。気虚の原因としては，1) 少食で体内に取り入れる水穀の気が少ない場合，2) 脾胃の機能低下によって消化吸収される水穀の精微が少ない場合，3) 肺の機能低下による清気不足の場合，4) 腎の機能低下あるいは性交渉過多などによる先天の気が不足する場合の4つが考えられます。

　症状の特徴は，疲労によって増悪され，休息をとると症状が軽くなります。具体的には，1) 栄養作用不足による無気力，疲労倦怠，食欲不振，2) 推動作用不足による息切れ，呼吸微弱，動悸，3) 温煦作用不足による冷え，4) 気化作用不足によるむくみ，尿量減少などです。また，気虚の中で，臓腑を正常な位置に留める力が不足する場合を気陥とよびます。この場合，内

図 3.2 気の異常

正常／気虚／陽虚／気滞／気逆

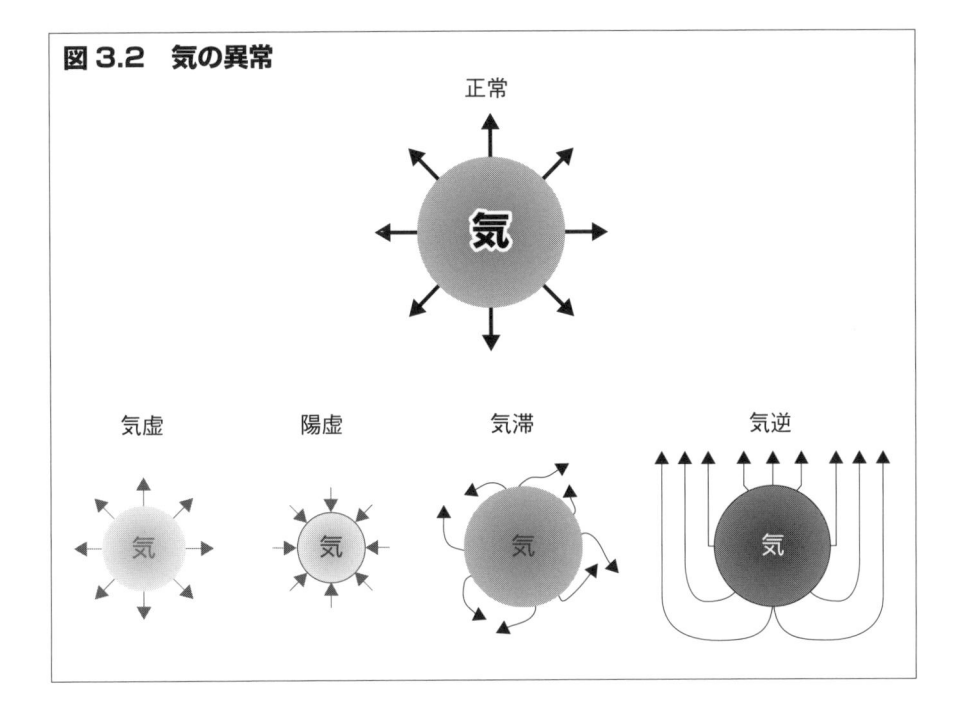

臓下垂などが症状としてみられます。

2) 陽虚

陽虚も気虚同様，気の量的不足から生じる作用不足による症候です。温煦作用が特に衰え，気虚の証に加えて寒証（虚寒）が加わります。

症状としては，寒がる，手足の冷え，温暖を好む，食欲がない，尿量過多，元気がないといったものがあり，虚証と寒証が同時にみられます。陽虚で寒証の特に顕著なものを陽虚陰盛とよび，チアノーゼ，無欲状態，脈が沈微などのショック状態を呈する場合には亡陽とよびます。

3) 気滞

気の機能の停滞です。症状の特徴は，情緒によって状態が変化し，一過性に改善あるいは悪化が認められることです。原因としては，精神的ストレスや外傷などを誘因とした自律神経系の緊張，異常亢進が多いのです。主症状としては，胸部・腹部の苦悶感，膨満感，疼痛があります。発生した部位によって，1) 胸部気滞（胸が苦しい，つかえる，呼吸が早く荒い，胸痛，咳嗽），2) 胃気滞（上部腹部の膨満感，食欲不振，悪心，嘔吐），3)

腸気滞（腹部膨満感，腹痛，腹鳴，排便困難，裏急後重），4）肝気鬱結（うっけつ）（精神的素因に関係するもので，憂鬱感，怒りやすい）などがあります。

4）気逆

気の昇降運動が失調することによる，気の機能の低下を現す症候です。発生した部位によって，1）肺気上逆（肺気の下降の運動性が失調し，咳嗽を伴う），2）胃気上逆（胃気の降濁機能が失調し，嘔吐，悪心を伴う），3）肝気上逆（肝気が逆上し，頭に血が上る。頭痛，めまい，難聴）などがあります。他の分類として，4つの病型があります。それらは，1）腹部絞扼感，不安感が上行して胸内に突き上げて動悸を生じ，さらに上行して頭痛，失神を起こす**奔豚気**（ほんとんき），2）咳嗽などによる呼吸困難，胸満感が咽喉部さらに顔面に上行して咽喉部絞扼感，顔面紅潮，怒責などを起こす**咳逆上気**，3）心窩部不快感から胃液を吐出する**水逆**，**嘔逆**，4）手足末梢から冷痛が中枢へ波及する**厥逆**（けつぎゃく），**厥冷**（けつれい）です。

3.2.2　血の異常

血の異常は，現象的には循環障害であり，血虚，瘀血，血熱，血寒の4種類があります（**図3.3**）。

1）**血虚**（けっきょ）

血の量的不足による血の機能低下の症候です。病因には生血不足，消耗過多，出血過多の3つがあります。生血不足は，脾胃機能の低下によって食物の消化機能が弱く，血の元となる水穀の精微が十分に生成されないことで発生します。消耗過多は，病気の長患い（久病），七情過多（3.7.2 参照）による血液の消耗，過労などを指します。出血過多としては，消化管出血，月経過多，不正性器出血，痔出血などがあげられます。

症状は，羸痩（るいそう）（疲れてやせること），めまい，脱毛，筋攣縮，手足の痺れ感，顔色・爪につやがなく，唇，舌に赤みが少なく，目がかすみ，乾燥すること，皮膚の荒れなどが挙げられます。これらは濡養作用の減退によります。また，動悸，不安感，不眠，多夢，健忘という症状は血の精神安定作用の低下と考えられます。

2）**瘀血**（おけつ）

末梢循環障害によって血が停滞した状態を瘀血といいます。病因はさまざまですが，気虚，気滞，血虚，血寒，血熱によるものが多いです。気虚

図 3.3 血の異常

正常

血虚　　　瘀血　　　血熱　　　血寒

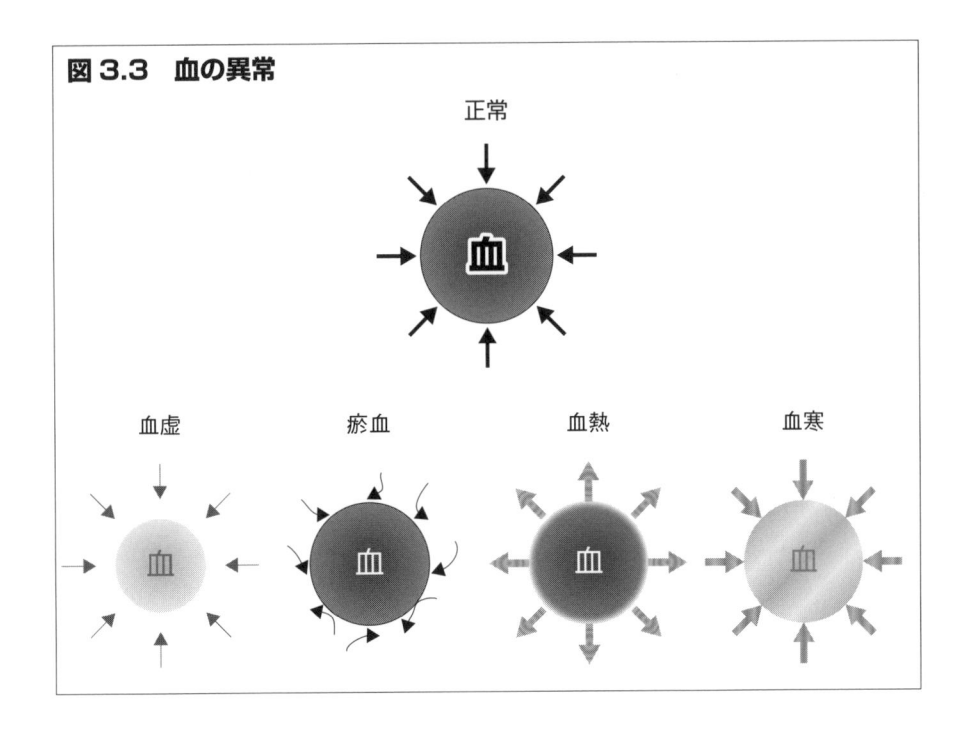

では，気の推動作用が低下して，血の循行が低下し停滞が起こります。気滞では，気の運動が滞ることによって，血も気とともに流れが悪化します。血虚では，血の不足により血脈中に流れる営気が不足し，瘀阻の状態が発生します。血寒では，寒邪が血脈を犯すことで血流が悪化します。血熱では，外感温熱の邪気との接触，臓腑の失調，ストレスなどによって気鬱して，血と熱が結びついて血が粘り，血流が低下します。その他，打撲，手術，運動不足，睡眠不足，高脂肪高たんぱく食摂取，便秘などが挙げられます。瘀血の症状としては，血行障害，月経障害，顔面，舌，歯肉，口唇，皮膚，爪などのチアノーゼ，鬱血，紫斑などが認められます。

3) 血熱

血に過剰の熱が加わった場合を血熱といい，出血傾向を示すのが特徴です。代表的な病因は，1) 熱邪が血分に侵入する熱邪の感受，2) 時間が経つと熱邪に変わるという病邪化熱，3) 臓腑の内熱の3つです。

主症状は，発熱，出血，乾燥です。発熱は，夜になると盛んになり，数脈，舌質紅，心煩として現れます。出血傾向は，吐血，衄血（鼻血），皮下出血，

月経過多などの症状として現れます。乾燥は，皮膚に現れる肌膚甲錯のほか，口に現れる口燥などがあります。しかし熱によって陰液が蒸騰されて咽喉を潤すため，口が乾燥しても水を飲もうと欲するわけではありません。

4）血寒

血に過剰な寒が加わった場合です。冷えの症状とそれに伴う気虚，血虚症状が出現します。通常，全身症状として出現します。

3.2.3 津液（水）の異常

津液の異常には，津液不足，陰虚，水滞の3種類があります（**図3.4**）。

1）津液不足

津液不足による臓腑，組織の滋潤失調です。病因としては，外感熱病，下痢，嘔吐，発汗，慢性病による内燥があります。

症状は，滋潤が不足することによる，口渇，多飲，尿量減少，便秘，皮膚乾燥，髪あるいは体毛につやがない，視力低下，空咳，咽痛，便秘，ほてり，顔色紅潮などです。

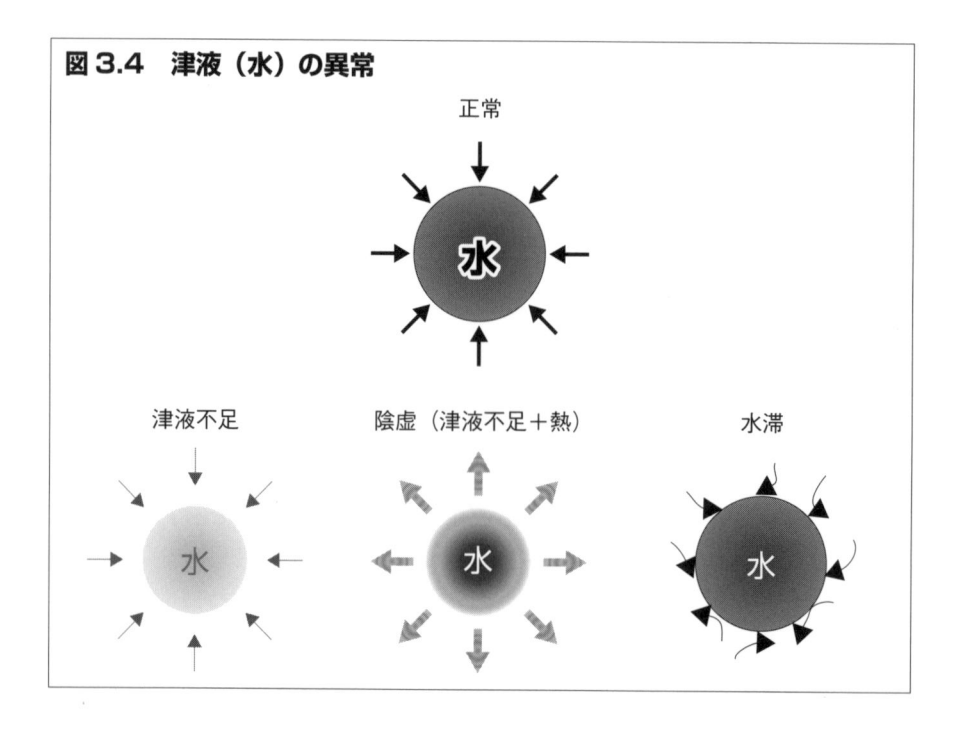

図3.4 津液（水）の異常

正常

津液不足　　陰虚（津液不足＋熱）　　水滞

2) 陰虚

陰液の不足で，血・津液による栄養，滋潤作用の低下からなる症状です。津液不足の症状に，のぼせ，いらいら，不眠，盗汗，手のひらや足の裏のほてり，喉の乾きなどの熱証（虚熱）が加わったものです。陰液が不足することで，相対的に陽気が過剰となるために生じ，虚証と熱証が同時にみられることが特徴です。

3) 水滞

津液の停滞によって体内に異常な水液が貯留した状態です。水液代謝の中心である，肺，脾，腎の機能低下が関与します。病因としては，発汗障害，腎機能低下，循環障害，炎症，免疫異常，膠質浸透圧の低下，電解質バランスの失調，ホルモン異常などが考えられます。

症状には，腹水，胸水，浮腫，動悸，めまい，立ちくらみ，車酔い，耳鳴，頭痛，口渇，悪心，嘔吐，朝のこわばり，鼻汁，喀痰，唾液分泌過多，尿量減少あるいは増加，下痢，腹中雷鳴，心窩部振水音，臍動悸などがあります。

3.2.4　精の異常

精の異常は，血，特に腎における血の異常と考えて対応します。

3.3　臓腑の異常

3.3.1　肝の異常（図3.5）

1) 肝気虚

疏泄作用が不足し，情緒活動や自律神経系の活動が低下します。二次的に脾胃の運化作用も低下するため，食欲不振，腹満なども現れます。

2) 肝陽虚

疏泄作用が不足し，情緒活動や自律神経系の活動が低下します。肝陽虚では，肝気虚の状態に加えて温煦作用が極めて低下するため，冷えなどの症状が強く現れます。

図 3.5　肝の主な異常

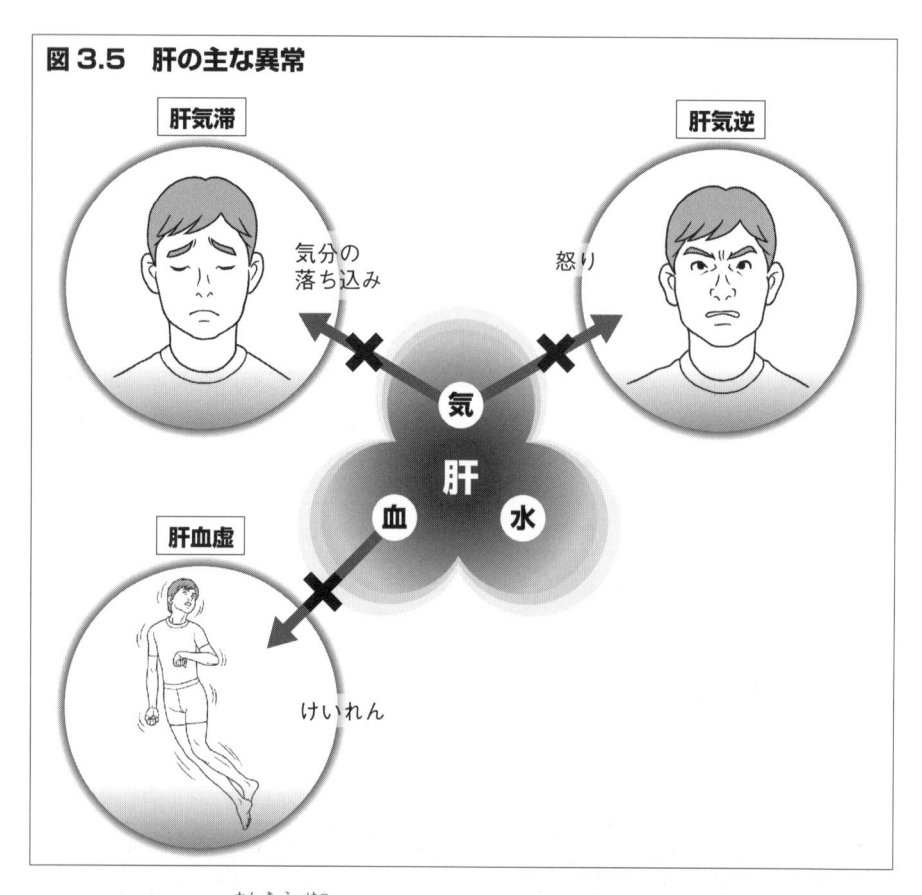

3）肝気滞（肝気鬱結）

　ストレスや精神的刺激によって肝の疏泄作用が失調した状態です。症状としては、1）疏泄作用の精神情緒活動の失調が原因である抑鬱、怒りっぽいこと、2）肝経脈の流れが悪化することによる胸脇、乳房、下腹部脹痛、3）血行の滞りから衝脈、任脈の失調による月経不順、月経痛、4）気鬱から痰を生じることによる咽喉部の梅核気、5）脾胃の機能が低下することによる悪心、などです。

4）肝気逆（肝火上炎）

　肝気鬱結が長期化し化火した状態です。疏泄作用の失調と血脈損傷による血熱妄行がみられます。症状としては、1）疏泄作用の精神情緒活動の失調が原因である煩躁、怒りっぽいこと、2）気火が経脈に沿って上炎す

ることによる頭痛，めまい，耳鳴り，顔面紅潮，目の充血，3) 肝胆の熱により口が苦くなること，4) 火熱が心神を乱すことによる不眠，悪夢，5) 血熱による吐血，衄血，などです。

5) 肝血虚（肝血不足）

先天的な不足あるいは脾胃の機能低下による血の産生不足，各種出血や慢性病によって血が消耗された場合に，肝血不足となります。症状としては，1) 肝血不足により頭目が滋養できないために生じるめまい，多夢，眼球乾燥，目のかすみ，夜盲症，2) 滋養不足による顔・爪色の悪化，3) 筋脈が滋養できないことによる手足のしびれ，筋肉のひきつり，4) 衝脈，任脈の2脈の失調による月経過小，無月経，5) 耳鳴り，などです。

6) 肝瘀血

気虚，陽虚を基本にした陽気不足あるいは疏泄機能の失調による血行遅滞が関与します。胸脇部の疼痛，痞塊のほか，肝気虚，肝陽虚の症状が現れます。

7) 肝津液不足

肝の津液不足により，筋力低下，筋萎縮，運動麻痺，視力低下などが認められます。

8) 肝陰虚

肝陽上亢の状態で，肝陰が陽を抑制できなくなった状態です。症状としては，1) 陽の機能が亢進したために生じる頭痛，めまい，耳鳴り，顔面紅潮，目の充血，2) 疏泄作用の失調によるいらいら，怒りやすさ，3) 陰虚により，心神が滋養されないことによる不眠，多夢，心悸，健忘，4) 肝腎陰虚による足腰のだるさ，などです。

9) 肝水滞

肝気虚，肝陽虚の悪化，肝気滞をもとに出現します。全身の病態とも関連して，さまざまな水滞症状が認められます。特殊な病態として肝胆湿熱があります。

肝胆湿熱は，温熱の邪を感受したり，甘いものや酒を過食したり，脾胃の運化作用が失調した場合，肝胆に温熱が鬱結し，肝経湿熱証となったものです。症状としては，1) 肝胆の疏泄作用の失調による脇肋部脹痛，2) 胆汁が上部にあふれることで生じる黄疸（おうだん），3) 脾胃の運化作用失調による食欲減退，悪心嘔吐，腹部脹満，4) 湿，熱のバランス異常による大便不調，

5）膀胱の気化作用の失調による尿量減少，6）湿熱が会陰部を侵すことによる陰嚢湿疹，睾丸腫脹，排尿痛，帯下，外陰部のかゆみ，などです。

10）その他
①熱極生風

熱邪が侵襲し，高熱が継続し，熱が極まって風を生じ，全身痙攣や意識障害を伴う状態です。

②肝陽化風

症状としては，1）風と火の症状である頭のふらつき，耳鳴り，手足蠕動，言語障害，2）上盛，下虚の症状である頭の重さや足元のふらつき，3）風痰が心神を乱すことで起こる突然の意識障害，4）風痰が経絡に阻滞し，気血の運行を妨げるために生じる半身不随，口や目の歪み，などです。

3.3.2　胆の異常

胆は胆汁を貯蔵，排泄する機能があります。また，裏の肝の機能と連動することがあります。気血水のさまざまな障害とともに，胆汁に関連する機能に障害が現れます。

3.3.3　心の異常（図3.6）

1）心気虚

心の鼓動力の減退による病状を示します。病因としては，先天不足，虚弱体質，老化，慢性疾患などの要因によって気が減少することのほかに，腎虚，肺疾患，脾胃の疾患などで気の生成が少ないことがあります。

症状としては，血脈を主る作用が低下することによる心悸，陽気不足による無気力，推動作用の低下による胸の重苦しさ，顔色不良，固摂作用低下による自汗，などがみられます。

2）心陽虚

心陽虚では，心気虚の病態に加え，気の温煦作用の顕著な低下のため虚寒症状を呈します。血行不良によって顔色や舌が暗くなり，気の温煦，固摂作用低下による冷汗，手足厥冷，むくみ，脈微弱などがみられます。

3）心気滞

気が滞ることにより，血の流れも滞ると考えられます。症状としては，典型的なものは期外収縮などの伝導障害型の不整脈です。

図 3.6　心の主な異常

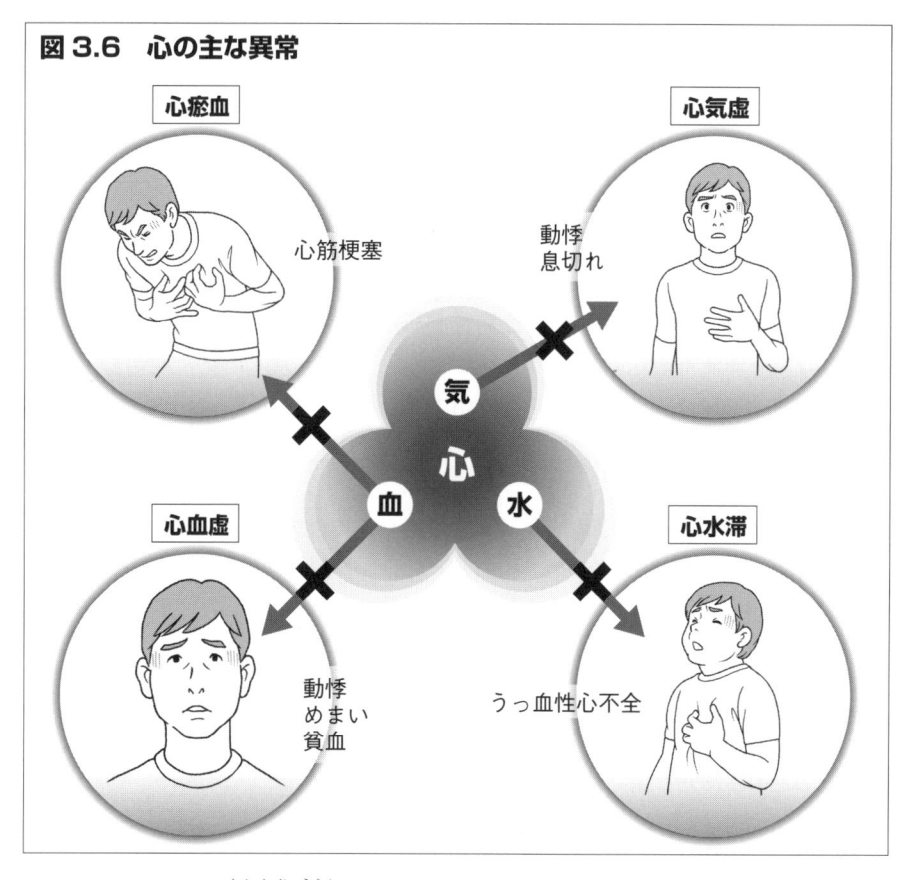

心瘀血　心筋梗塞
心気虚　動悸／息切れ
心血虚　動悸／めまい／貧血
心水滞　うっ血性心不全

気・血・水／心

4) 心気逆（心火上炎）

心の陽気の過亢進状態で、実証が特徴です。病因としては、精神的な原因、刺激物の摂取過多などが多いのです。また、六淫の邪により熱が発生することがあります。症状としては、頻脈、不眠、顔面紅潮、口乾、小便黄などがあります。小便黄は、心と表裏の関係にある小腸へ心熱が移り、小便によって熱を排泄するために起こります。

5) 心血虚

心の陰液不足による症候で、主に精神不安を呈し心拍動の異常を伴います。病因としては、思慮過度による脾の運化作用失調、出血、気鬱化火や熱病による陰液消耗などがあります。また、肝鬱、肝火から心火を生じることもあります。

症状としては，心の蔵神作用の異常による心悸，不安感，不眠，精神不安定などの精神的症状のほか，顔色が悪い，つやがない，めまいなどの症状がみられます。

6) 心瘀血（心血瘀阻）

冠不全（冠動脈の機能不全のこと）に相当する病態です。病因としては，心気虚，心陽虚を根本とした陽気不足による血行遅滞です。症状としては，痛み，心悸，気短，顔色が紫っぽい，手足厥冷，脈微などがあります。また，瘀血症状の重い場合は心胸部激痛がみられます。

7) 心津液不足

心拍動の安定性や大脳抑制作用の不足により，動悸，のぼせなどの症状がみられます。

8) 心陰虚

心陰虚は，心の津液不足に加え虚熱を伴う病態で，主に精神不安を呈し心拍動の異常を伴います。病因としては，思慮過度による脾の運化作用失調，出血，気鬱化火や熱病による陰液消耗などがあります。また，肝鬱・肝火から心火を生じることもあります。

症状としては，津液不足の症状に加え，五心煩熱（体中がほてること），口乾，盗汗などの症状がみられます。

9) 心水滞

心における津液の過剰停滞状態です。鬱血の病態で，顔色不良，呼吸困難，多呼吸，喘鳴などが認められます。その他，特殊な場合として以下の2例があります。

①痰迷心竅

病因としては，ストレスから肝気鬱結となり気の停滞が生じ，脾の機能低下により発生する痰濁が心竅を塞ぐことです。症状としては，鬱症，異常行動，ひとり言，卒倒，意識混濁などがあります。

②痰火擾心

病因としては，気の停滞が痰濁を起こし，痰火が心神を乱すことです。症状としては，心煩，不眠，多夢，口渇，顔面紅潮，言語錯乱，狂躁状態などがあります。

3.3.4 小腸の異常

　小腸は胃で初歩的に消化されたものから精微なる栄養分を吸収し，濁を大腸に送る機能があります。水分は大腸を通じて膀胱に送られます。また，裏の心の機能と連動することがあります。このため心の機能失調により，消化吸収異常，排尿障害をきたします。

3.3.5 脾の異常（図3.7）

1）脾気虚

　狭義の脾気虚，脾気下陥，脾不統血があります。中気下陥，脾不統血は脾気虚が悪化して発生します。

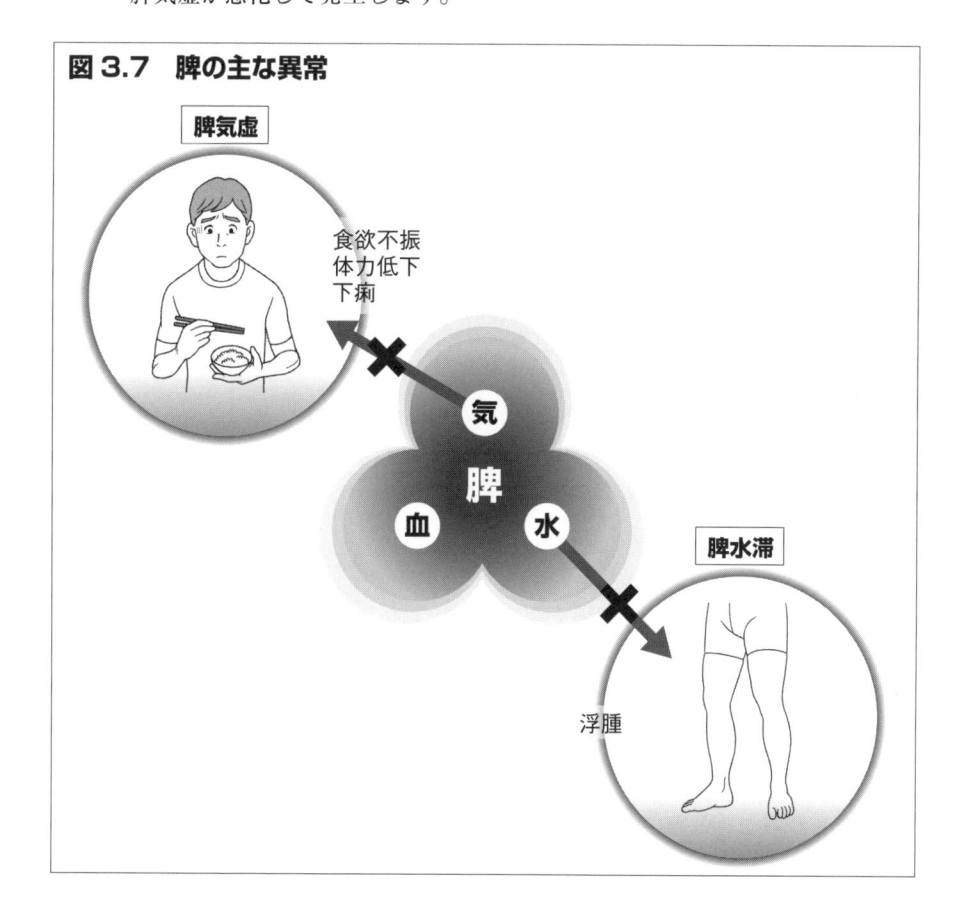

図 3.7　脾の主な異常

脾気虚
食欲不振
体力低下
下痢

気
脾
血　水

脾水滞
浮腫

①脾気虚（狭義）

　飲食の不摂生，肉体疲労，慢性病，精神的ストレスが原因です。症状は，運化作用低下による食欲減退，軟便，昇降作用低下による上腹部の脹満，気血の生成不足や栄養不足による疲労倦怠，顔色萎黄などです。

②脾気下陥（中気下陥）

　脾の昇精作用が弱くなったもので，一般に内臓下垂を呈します。原因としては，肉体疲労，産後，慢性下痢などによる脾気虚弱です。症状は，昇精作用不足により栄養分が頭部まで上昇しないために発生するめまい，固摂作用不足による下腹部の墜脹感などです。

③脾不統血

　肉体疲労，慢性疾患によって脾気虚弱となり，統血作用不足をきたすことが原因です。食欲不振，全身倦怠感などに，皮下出血，下半身の出血，血便，血尿，崩漏，月経過多などを伴います。

2）脾陽虚

　脾気虚に虚寒が加わるために，脾気虚の症状に下腹部隠痛の症状を伴います。脾気虚から進展し，生物や冷たいものの過食，寒涼の薬物の過量服用が原因となることもあります。症状は，1）陽虚により寒凝気滞が生じることによる強い腹脹，腹痛，2）脾は口と舌に関係が深いことによる味覚異常，3）運化作用失調のためによる水様性下痢，排尿困難，浮腫，4）寒湿が下焦に注ぐことによる帯下過多などです。

3）脾気滞

　気が滞ることにより消化吸収に影響を及ぼします。表裏の関係で胃に影響を及ぼし，腹満感などが現れます。

4）脾気逆

　脾気が逆向きに流れることにより，消化吸収に影響を及ぼします。また，表裏の関係で胃にも影響を及ぼし，吐気などの症状が現れます。

5）脾血虚

　血が不足することにより，脾の滋潤不足が発生します。そのため消化吸収能が低下します。

6）脾瘀血

　脾の血行障害により，二次的に気虚，血虚の症状が現れます。

7）脾津液不足

脾の津液不足により，口渇，口唇の乾燥，筋力低下などが現れます。

8）脾陰虚

脾陰虚は，脾の陰液が不足した状態で陰液の援助が十分ないために陽気が十分に機能できず，運化作用が低下します。症状は口渇，口唇の乾燥，手足のほてり，食後の強い腹満などです。

9）脾水滞

①脾胃湿熱

甘いものや脂濃いものの過食，飲酒過多などによって湿熱の邪が脾胃に停滞します。症状は，1）上焦の湿熱阻滞により口が苦い，粘る，2）脾の運化障害による食欲減退，悪心，嘔吐，3）脾胃の上昇下降の変調による腹痛，4）湿熱が肝胆を燻蒸することで皮膚が鮮黄色（陽黄）になる，などです。

②寒湿困脾

生物や冷たいものの過食，気候の影響，痰湿体質によって寒湿の邪が脾陽を束縛し運化作用が失調して発症します。湿が上焦に滞ると，陽気が通じにくくなり，頭重などの症状がみられます。湿が中焦に滞ると，気機の昇降が障害を受け，下腹部の脹満感，食欲減退，悪心，嘔吐，泥状便などの症状が現れます。

3.3.6　胃の異常

胃は摂取された食物を受け取り，初歩的な消化を行います。また，裏の脾の機能と連動することがあります。気血津液のさまざまな障害とともに，初歩的な消化に関連する機能に障害が現れます。

3.3.7　肺の異常（図3.8）

1）肺気虚

肺気が不足した状態です。病因は慢性の喘咳による肺気損傷，他臓器の慢性病による肺機能失調などです。症状としては，1）気の不足による気短，息切れ，2）宣発粛降作用（p.32参照）失調による咳嗽，3）衛気不足による自汗，4）気の温煦作用不足による寒け，5）声が小さい，6）鼻水，鼻づまり，などがあります。

図3.8 肺の主な異常

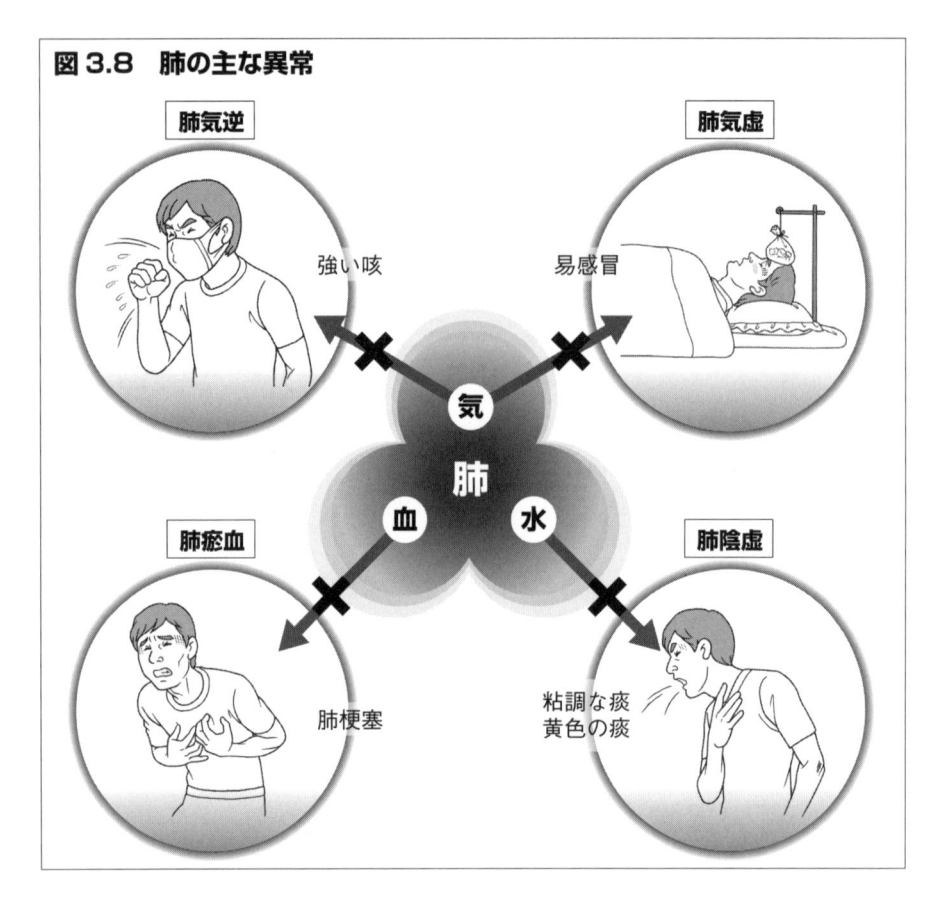

- 肺気逆：強い咳
- 肺気虚：易感冒
- 肺瘀血：肺梗塞
- 肺陰虚：粘調な痰、黄色の痰

2) 肺陽虚

　肺陽虚では，肺気虚に虚寒の症状を呈するため，気虚症状に加えて透明なさらさらした喀痰，鼻汁，喘鳴，強い冷えを伴います。

3) 肺気滞

　気が滞ることにより，閉塞性呼吸障害，すなわち呼気延長，呼気時の喘鳴，咳嗽，呼吸困難などが認められます。

4) 肺気逆

　宣発粛降作用が低下します。呼吸困難，突発的な強い咳嗽，顔面の発赤などが認められます。

5) 肺血虚

　体表部あるいは肺の栄養不足により，皮膚の乾燥，かゆみ，皮膚防御機

能の低下，乾いた喀痰，喀痰排出困難などが現れます。

6) 肺瘀血

肺の微小循環障害により，呼吸障害あるいは胸痛などが現れます。典型的な病態は肺梗塞です。

7) 肺津液不足

体表，肺の津液不足により，皮膚の乾燥，かゆみ，乾いた喀痰などが認められます。

8) 肺陰虚

肺陰虚は，肺を滋潤する陰液が不足し，虚熱を示す状態です。病因は，虚弱体質，慢性疾患，外感熱邪の後期，肉体疲労などです。症状は，1) 粛降作用低下による乾咳，喀痰，2) 虚熱で生じる血脈損傷によって痰に血が混在すること，3) 滋養作用不足による咽喉の乾燥，嗄声（させい）（声のかすれ）などです。

9) 肺水滞（痰湿阻肺　たんしつそはい）

病因は，痰が肺に停伏することです。痰が生じる原因としては3つあり，1) 風・寒・湿邪を感受し肺の宣発粛降機能が失調すること，2) 慢性の咳喘によって肺気虚が津液の輸布失調をきたすこと，3) 脾気虚の状態で過飲食することで脾の運化作用が失調することです。湿邪には，経過が長い，停滞性の症状，水液の停滞，消化機能を障害しやすい，などの特徴があります。症状は，1) 滞留した痰湿が肺の宣発粛降機能を失調させることによる咳嗽，喀痰，2) 肺経の阻滞による胸悶，3) 痰が気道を塞ぐことで生じる気端，痰鳴，などです。

10) その他

①風熱犯肺（ふうねつはんぱい）

病因は風熱の邪を感受することです。風熱の邪は風邪と熱邪が結合したもので，熱邪には，症状が激しく進行が早い，火熱の症候，脱水や出血をきたしやすい，粘調あるいは膿性の排泄物を生じる，などの特徴があります。これにより肺衛の機能が失調することが原因です。

症状は，1) 粛降作用低下による咳嗽・膿性喀痰，2) 風熱が上部を乱すことによる頭痛，咽喉痛，3) 熱邪による津液損傷から生じる口渇，4) 衛気と熱邪が抗争することによる発熱，5) 衛気の留滞による軽度の悪風悪寒，などです。

②風寒犯肺

病因は，風寒の邪を感受することです。風寒の邪とは風邪と寒邪が結合したものです。風邪には，突然発症する，変化が多い，表面，上部を犯しやすい，などの特徴があり，寒邪は，寒冷症状，薄い排泄物，疼痛，筋肉のひきつり，などの特徴があります。これにより肺機能が失調することが原因です。

症状は，1) 宣発粛降作用低下による咳嗽，喘息，喀痰，2) 鼻竅の通気が阻害されることによる鼻水，鼻閉，3) 風寒の邪の感受による無汗，などです。また，肺は皮毛を主るので，表証を伴い，悪寒，発熱，身体痛が生じることがあります。

③燥熱犯肺

病因は燥邪，風熱による乾燥で，津液を損傷することにあります。燥邪には，局所あるいは全身の乾燥症状という特徴があります。

症状は，1) 肺津損傷による肺の粛降作用低下で生じる乾咳，少量粘調の痰，咽喉あるいは鼻の乾燥，2) 気の停滞による胸痛，3) 燥邪が肌表を犯すことによる発熱，頭痛などです。

東洋医学コラム

病気は肺気虚，肺陰虚，などと明確に区別して診断できるのでしょうか？

五行論の項目でも説明しましたが，五臓は相生，相剋あるいは相乗，相侮，逆など，さまざまな形で他の臓に影響を及ぼします。ですから，一臓のみの病変をきたすことのほうが少ないのです。そして，ある臓は他の4つの臓すべてに影響を及ぼす可能性があります。たとえば肝の病気があるとします。相生の関係からすると，心に影響を及ぼします。相剋あるいは相乗の関係からすると脾に影響を及ぼします。相侮の関係からすると肺に影響を及ぼします。逆の関係からすると腎に影響を及ぼすのです。これでは五行論にふりまわされている感じもしますね。また，気血水も互いに影響を及ぼしあいますから，実際の患者が呈する病状は非常に複雑なのです。つまり，さまざまな病状があるとして，各々が同時に生じたものか，あるいは，先に生じたものもあり，後から生じたものもあるのか，を区別することも重要になってきます。このような病態をしっかり把握することで，治療方針もしっかりしてくるのです。

3.3.8 大腸の異常

　小腸より到達した食物の残りから水分を吸収し，糟粕を体外に排泄する作用があります。大腸の障害によって便秘，下痢，腹部膨満などの症状が出ます。また，裏の肺の機能と連動することがあります。このため，肺気に異常があると大腸の症状が生じることもあるのです。

3.3.9 腎の異常（図3.9）

1）腎気虚
①腎不納気

　腎が気を納めることができない状態です。病因としては，先天性のもの，

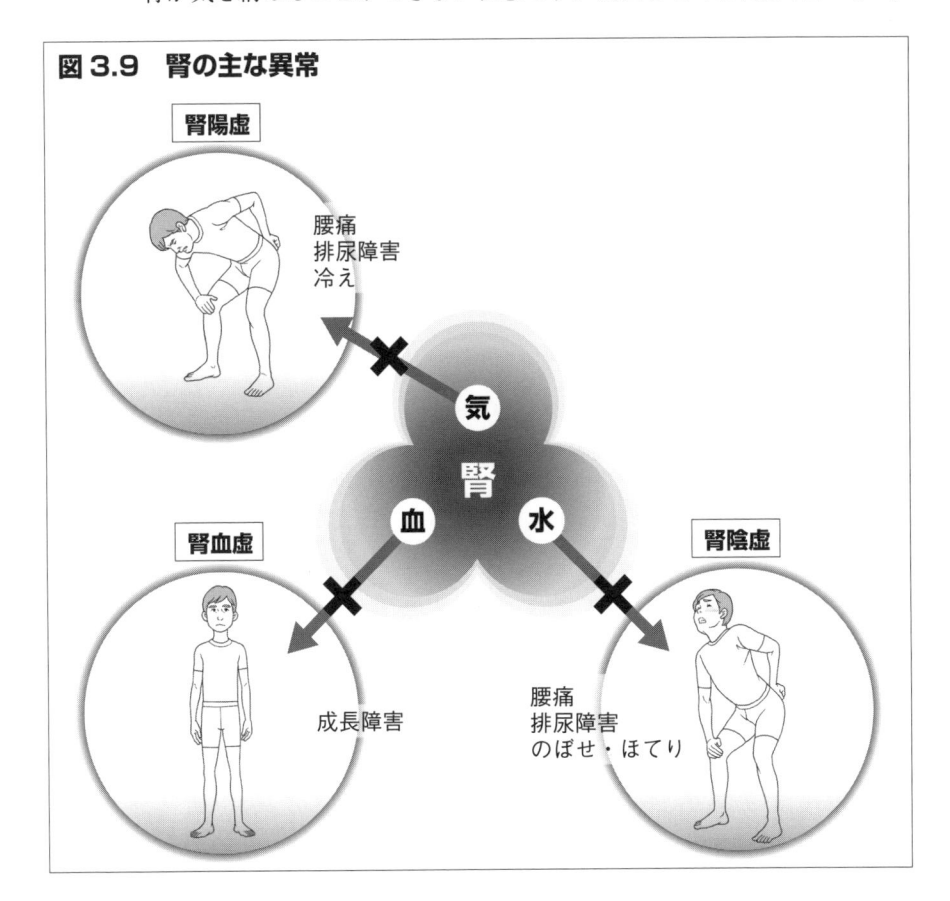

図3.9　腎の主な異常

- 腎陽虚：腰痛／排尿障害／冷え
- 腎血虚：成長障害
- 腎陰虚：腰痛／排尿障害／のぼせ・ほてり

（腎：気・血・水）

慢性疾患，老化などがあります。症状としては，1) 肺の粛降障害を伴う呼吸促進，2) 息切れ，3) 呼気の時間延長，吸気の時間短縮，4) 喘息などです。

②腎気不固

腎気虚で，気の固摂作用失調によるものです。病因は，老化，先天不足，慢性疾患，肉体疲労などです。症状としては，1) 固摂作用失調をもとにした膀胱機能障害による頻尿，2) 蔵精機能低下による遺精，滑精，早漏，3) 腎虚状態である足腰のだるさ，精神疲労，などです。

2) 腎陽虚

腎陽が不足すると，温煦機能失調・生殖機能失調が発生します。病因としては，冷え症体質，慢性疾患，老化，性生活の不摂生などです。症状としては，1) 温煦作用失調による顔手足腰の冷え，腰痛，2) 生殖機能減衰によるインポテンツ，などです。

3) 腎気滞

気滞により生じる気虚，血虚などの症状として現れます。

4) 腎気逆

納気が行われないため，肺の症状として咳嗽が現れます。腎気が亢進することにより，性早熟症，過成長などをきたす可能性が考えられます。

5) 腎血虚（腎精不足）

精が不足する腎精不足と同義です。病因としては，精の先天不足，慢性疾患，後天失養，老化，肉体疲労などです。症状としては，発育・成長不良，生殖機能不足による不妊症などが主体です。他にも，1) 髄海不足によるめまい，健忘，2) 耳に開竅する腎精の不足による難聴，耳鳴り，3) 骨が養われずに生じる腰，膝の脱力や歯が抜けやすいこと，4) 脱毛と若白髪などがあります。

6) 腎瘀血

典型例としては，腎梗塞に伴う血尿，腎機能低下症状が認められますが，通常は腎の血行障害に伴う気虚，あるいは血虚などの症状が現れることが多いのです。

7) 腎津液不足

腎の津液不足によるものです。症状としては，1) 骨・髄・脳の滋養不良によるめまい，耳鳴り，健忘，2) 骨格の滋養不良による足腰のだるさ，

3) 体や口が陰液で滋養されないことによる体重減少, 咽乾, 4) 衝脈あるいは任脈の失調による月経過少, 閉経, などです。

8) 腎陰虚

腎陰虚は腎陰が不足することであり, 主に滋養失調と虚熱内生を特徴とします。病因としては, 精の消耗過多, 熱性の慢性疾患, 温燥薬物の使用過多です。症状としては, 腎津液不足の症状に加えて, 1) 陰虚火旺による虚熱症状, 2) 虚火が精神や性器を乱すことによる不眠・遺精, などです。

9) 腎水滞（腎虚水泛）

腎の水を主る機能が低下し, 腎陽不足による津液代謝失調の状態です。典型的なものとして水腎症の病態が挙げられます。症状としては, 1) 温煦作用失調による足腰の冷え, 2) 膀胱の気化失調による尿量減少, 3) 水液の貯留による下肢の浮腫, 4) 水邪の上逆による動悸, 息切れ, 喘鳴などです。

3.3.10　膀胱の異常

膀胱は, 腎による体液調節の結果生成された尿を貯留, 排泄する作用をもちます。また, 裏の腎の機能と連動することがあります。気血津液のさまざまな障害とともに, 膀胱の機能の障害が現れます。

3.3.11　心包の異常

六臓六腑と考える場合に登場する臓です。心包は心をおおい, 保護しているので, さまざまな気血津液の障害とともに, 心機能の障害に連動して現れます。

3.3.12　三焦

六臓六腑と考える場合に登場する腑です。三焦は気血津液の流通路であるので, 気血津液の障害となって現れることになります。

3.4 経絡・腧穴の異常

3.4.1 是動病と所生病

経脈に発生する病気は是動病と所生病に分けることができます。**是動病**は，外因がまず経脈に侵入して発生する病気です。病邪がまだ体表面にあって，比較的軽症です。刺激が臓腑に伝わって，臓腑に関係する症状を呈することもあります。**所生病**は，経脈と関連する臓腑に異常が発生し，さらに他の経脈へも影響が及んだりする病気です。病邪が体内深く侵入して比較的重症です。この区別は症状のみでは困難で，重篤度から判断されます。

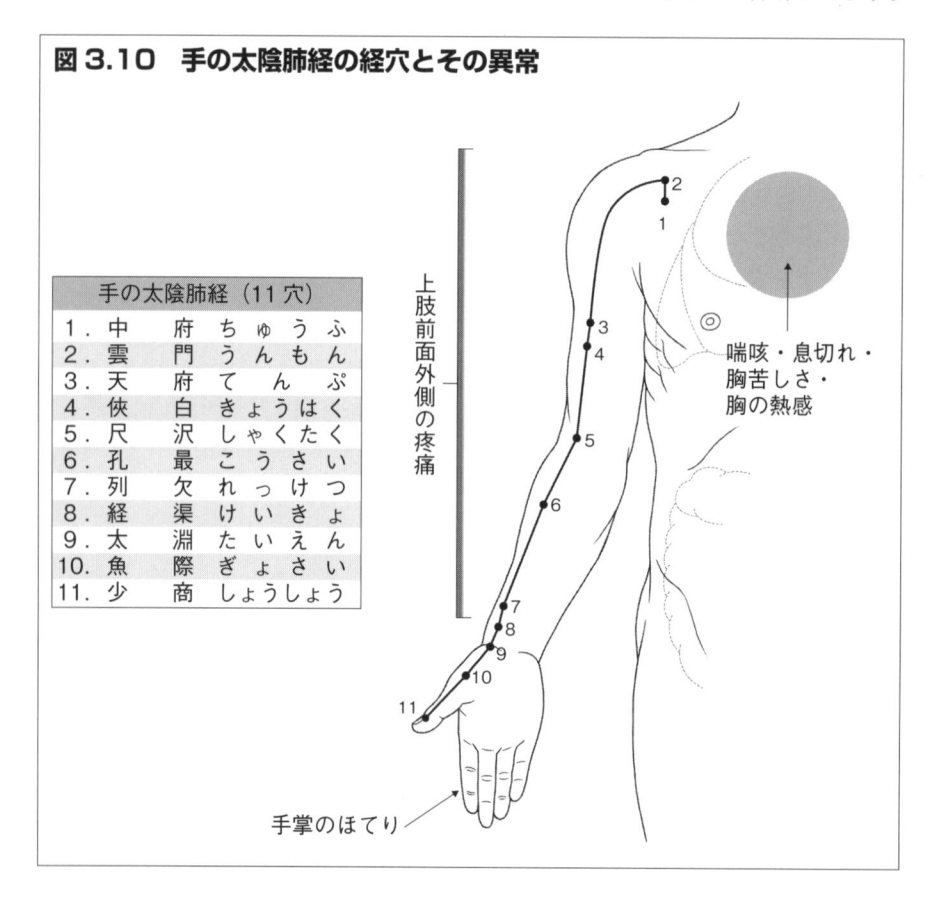

図3.10 手の太陰肺経の経穴とその異常

手の太陰肺経（11穴）
1. 中府　ちゅうふ
2. 雲門　うんもん
3. 天府　てんぷ
4. 俠白　きょうはく
5. 尺沢　しゃくたく
6. 孔最　こうさい
7. 列欠　れっけつ
8. 経渠　けいきょ
9. 太淵　たいえん
10. 魚際　ぎょさい
11. 少商　しょうしょう

上肢前面外側の疼痛

喘咳・息切れ・胸苦しさ・胸の熱感

手掌のほてり

3.4.2　手太陰肺経の異常
て たいいんはいけい

　　経脈上の異常としては，上肢前面外側の疼痛，手掌のほてりがあります（図 3.10）。

　　関連する症候としては，喘咳，息切れ，胸苦しさ，胸の熱感があります。

3.4.3　手陽明大腸経の異常
て ようめいだいちょうけい

　　経脈上の異常としては，喉頭の腫脹・疼痛，上肢外側の疼痛，示指の疼痛があります（図 3.11）。

　　関連する症候としては，歯痛，鼻出血があります。

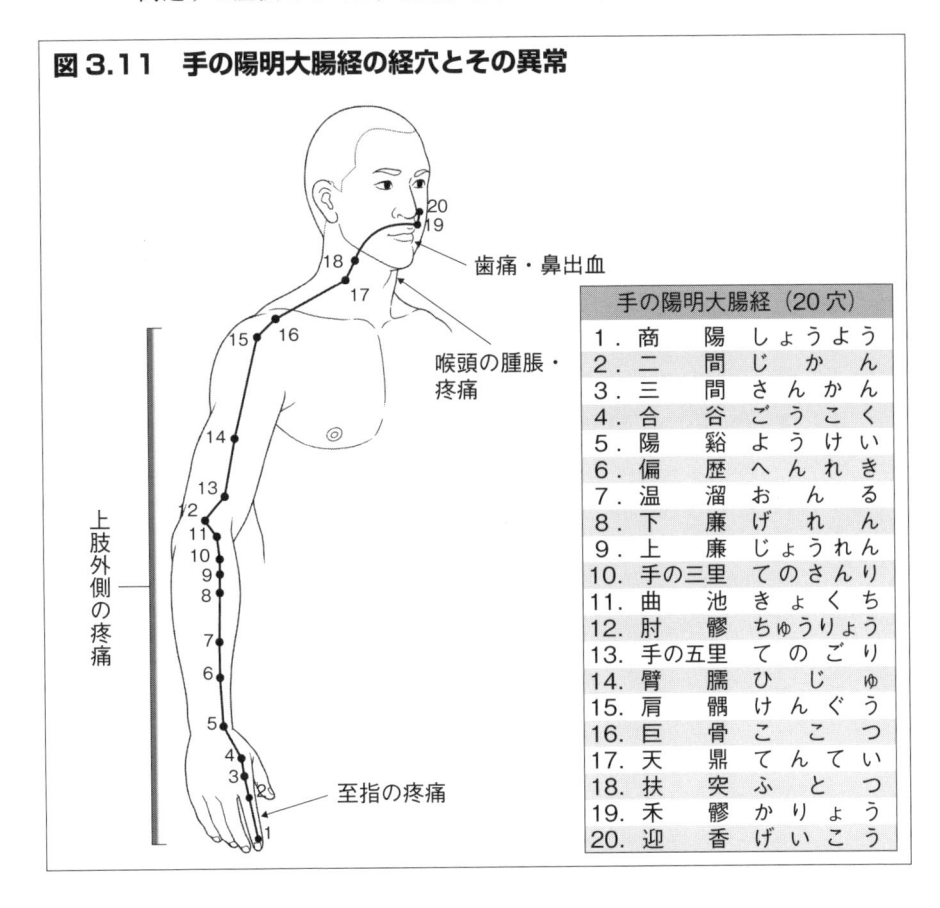

図 3.11　手の陽明大腸経の経穴とその異常

手の陽明大腸経（20 穴）		
1．商　　陽	しょうよう	
2．二　　間	じ　かん	
3．三　　間	さんかん	
4．合　　谷	ご　う　こ　く	
5．陽　　谿	よ　う　けい	
6．偏　　歴	へ　ん　れ　き	
7．温　　溜	お　ん　る　　ん	
8．下　　廉	げ　れ　ん	
9．上　　廉	じょうれん	
10．手の三里	て　の　さ　ん　り
11．曲　　池	きょくち
12．肘　　髎	ちゅうりょう
13．手の五里	て　の　ご　り
14．臂　　臑	ひ　じ　ゅ
15．肩　　髃	け　ん　ぐ　う
16．巨　　骨	こ　こ　つ
17．天　　鼎	て　ん　てい
18．扶　　突	ふ　と　つ
19．禾　　髎	か　りょう
20．迎　　香	げいこう

歯痛・鼻出血
喉頭の腫脹・疼痛
上肢外側の疼痛
至指の疼痛

3.4.4 足陽明胃経の異常
あしようめい い けい

　経脈上の異常としては，顔面麻痺，前頸部の腫脹，前胸部・腹部・鼠径部・下肢前面・足背の疼痛があります（図3.12）。

　関連する症候としては，躁状態，うつ状態，鼻出血，消化吸収不良があります。

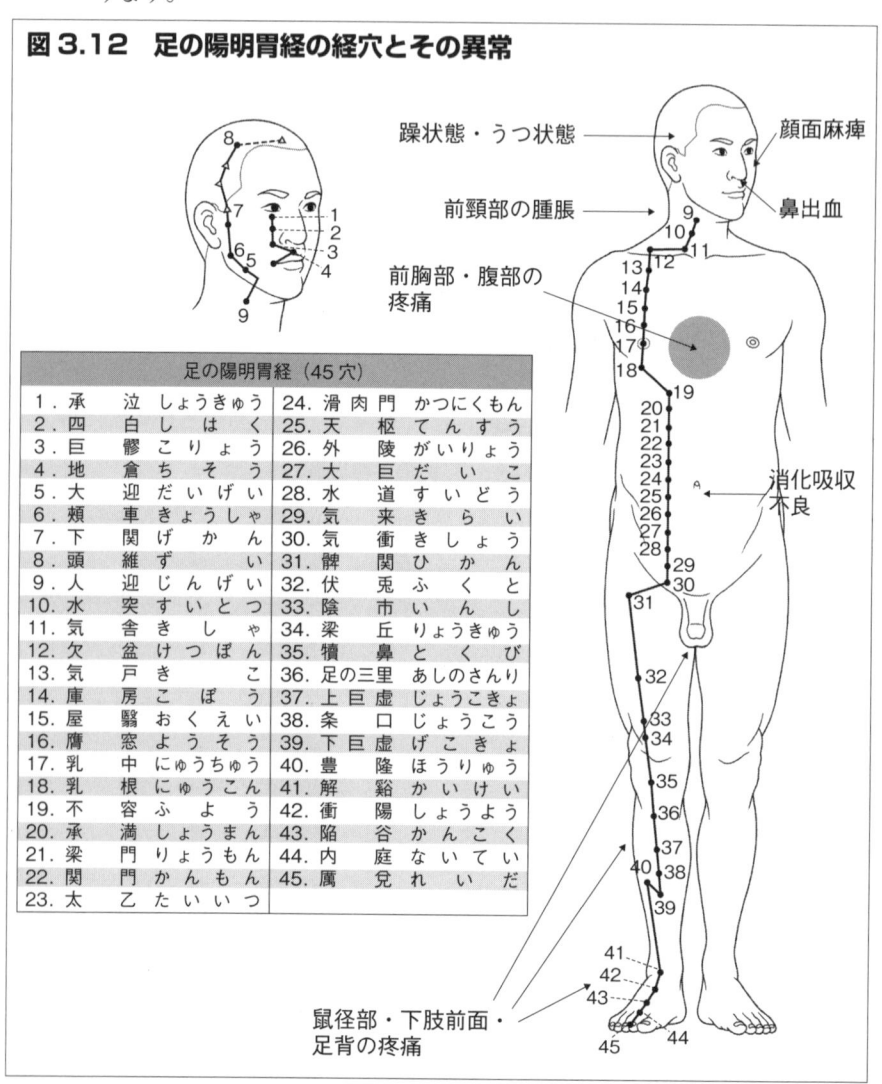

図3.12　足の陽明胃経の経穴とその異常

足の陽明胃経（45穴）		
1. 承　泣　しょうきゅう	24. 滑　肉　門　かつにくもん	
2. 四　白　しはく	25. 天　枢　てんすう	
3. 巨　髎　こりょう	26. 外　陵　がいりょう	
4. 地　倉　ちそう	27. 大　巨　だいこ	
5. 大　迎　だいげい	28. 水　道　すいどう	
6. 頬　車　きょうしゃ	29. 帰　来　きらい	
7. 下　関　げかん	30. 気　衝　きしょう	
8. 頭　維　ずい	31. 髀　関　ひかん	
9. 人　迎　じんげい	32. 伏　兎　ふくと	
10. 水　突　すいとつ	33. 陰　市　いんし	
11. 気　舎　きしゃ	34. 梁　丘　りょうきゅう	
12. 欠　盆　けつぼん	35. 犢　鼻　とくび	
13. 気　戸　きこ	36. 足の三里　あしのさんり	
14. 庫　房　こぼう	37. 上巨虚　じょうこきょ	
15. 屋　翳　おくえい	38. 条　口　じょうこう	
16. 膺　窓　ようそう	39. 下巨虚　げこきょ	
17. 乳　中　にゅうちゅう	40. 豊　隆　ほうりゅう	
18. 乳　根　にゅうこん	41. 解　谿　かいけい	
19. 不　容　ふよう	42. 衝　陽　しょうよう	
20. 承　満　しょうまん	43. 陥　谷　かんこく	
21. 梁　門　りょうもん	44. 内　庭　ないてい	
22. 関　門　かんもん	45. 厲　兌　れいだ	
23. 太　乙　たいいつ		

3.4.5 足太陰脾経（あしたいいんひけい）の異常

経脈上の異常としては，前胸部・心窩部・腋窩の圧迫感，下肢内側の腫脹・疼痛，母趾の麻痺があります（**図3.13**）。

関連する症候としては，腹部膨満感，嘔吐，軟便，下痢，全身倦怠感があります。

図3.13 足の太陰脾経の経穴とその異常

足の太陰脾経（21穴）

1.	隠　　白	いんぱく
2.	大　　都	だいと
3.	太　　白	たいはく
4.	公　　孫	こうそん
5.	商　　丘	しょうきゅう
6.	三 陰 交	さんいんこう
7.	漏　　谷	ろうこく
8.	地　　機	ちき
9.	陰 陵 泉	いんりょうせん
10.	血　　海	けっかい
11.	箕　　門	きもん
12.	衝　　門	しょうもん
13.	府　　舎	ふしゃ
14.	腹　　結	ふっけつ
15.	大　　横	だいおう
16.	腹　　哀	ふくあい
17.	食　　竇	しょくとく
18.	天　　谿	てんけい
19.	胸　　郷	きょうきょう
20.	周　　栄	しゅうえい
21.	大　　包	だいほう

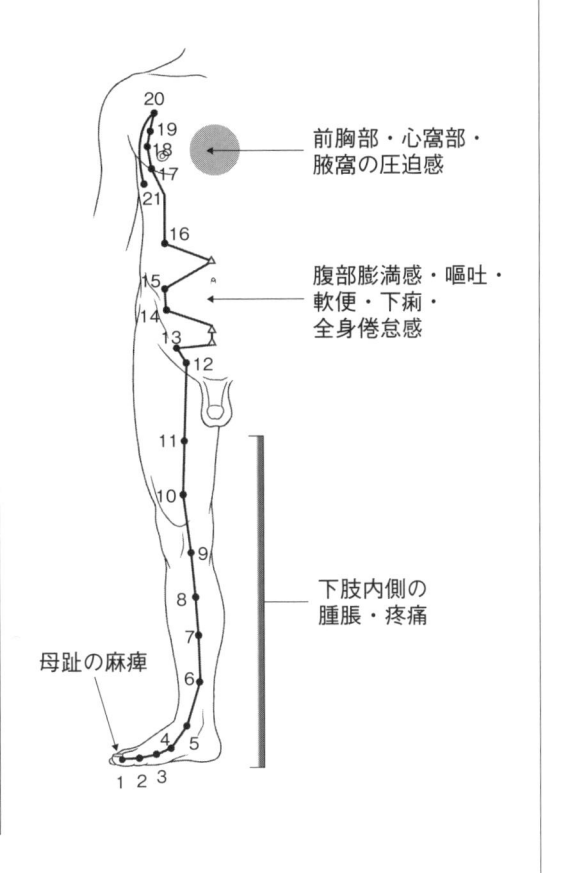

前胸部・心窩部・腋窩の圧迫感

腹部膨満感・嘔吐・軟便・下痢・全身倦怠感

下肢内側の腫脹・疼痛

母趾の麻痺

3.4.6 手少陰心経の異常
てしょういんしんけい

経脈上の異常としては，心臓部痛，上肢前面内側の疼痛，手掌のほてりと疼痛があります（**図3.14**）。

関連する症候としては，口渇，脇の疼痛があります。

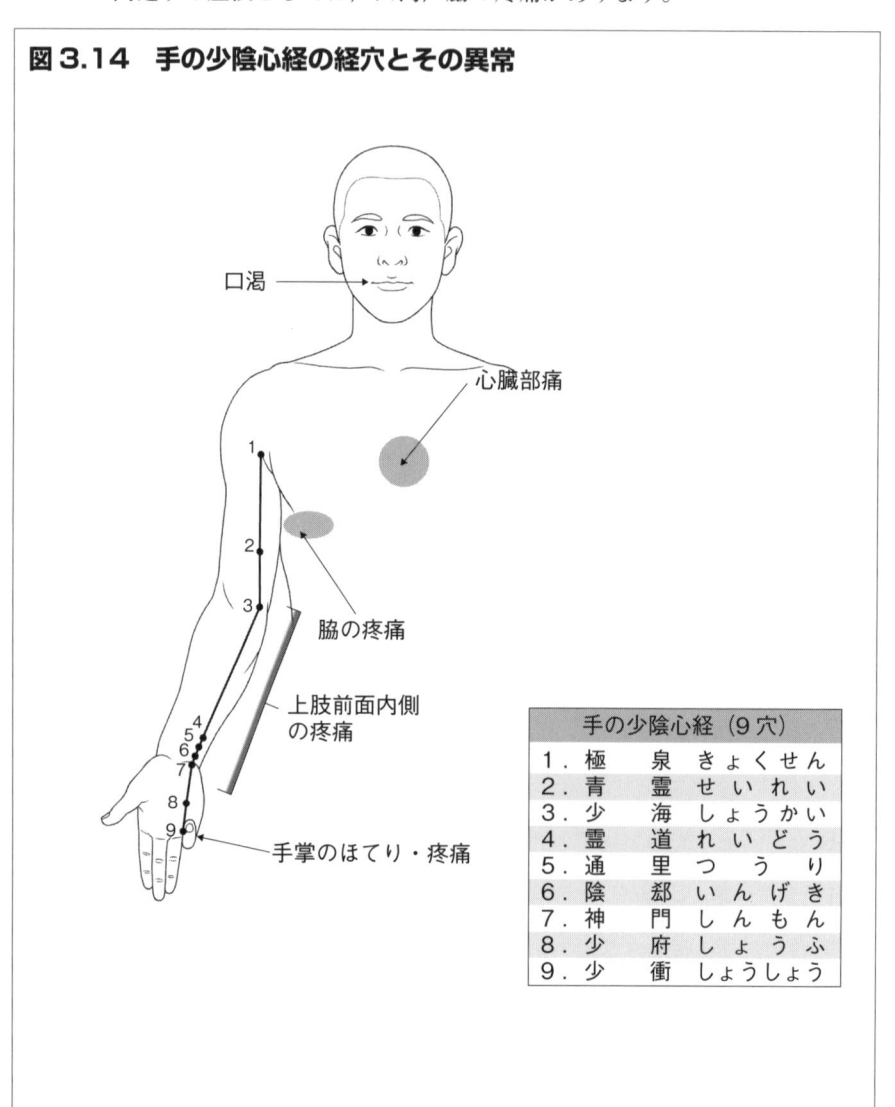

図3.14 手の少陰心経の経穴とその異常

手の少陰心経（9穴）
1．極　泉　きょくせん
2．青　霊　せいれい
3．少　海　しょうかい
4．霊　道　れいどう
5．通　里　つうり
6．陰　郄　いんげき
7．神　門　しんもん
8．少　府　しょうふ
9．少　衝　しょうしょう

3.4.7 手太陽小腸経の異常
(て たいようしょうちょうけい)

経脈上の異常としては，頸部の腫脹，後方をふり返ることができない，肩・上腕の激しい疼痛，頸・上肢後面内側の疼痛があります（図3.15）。

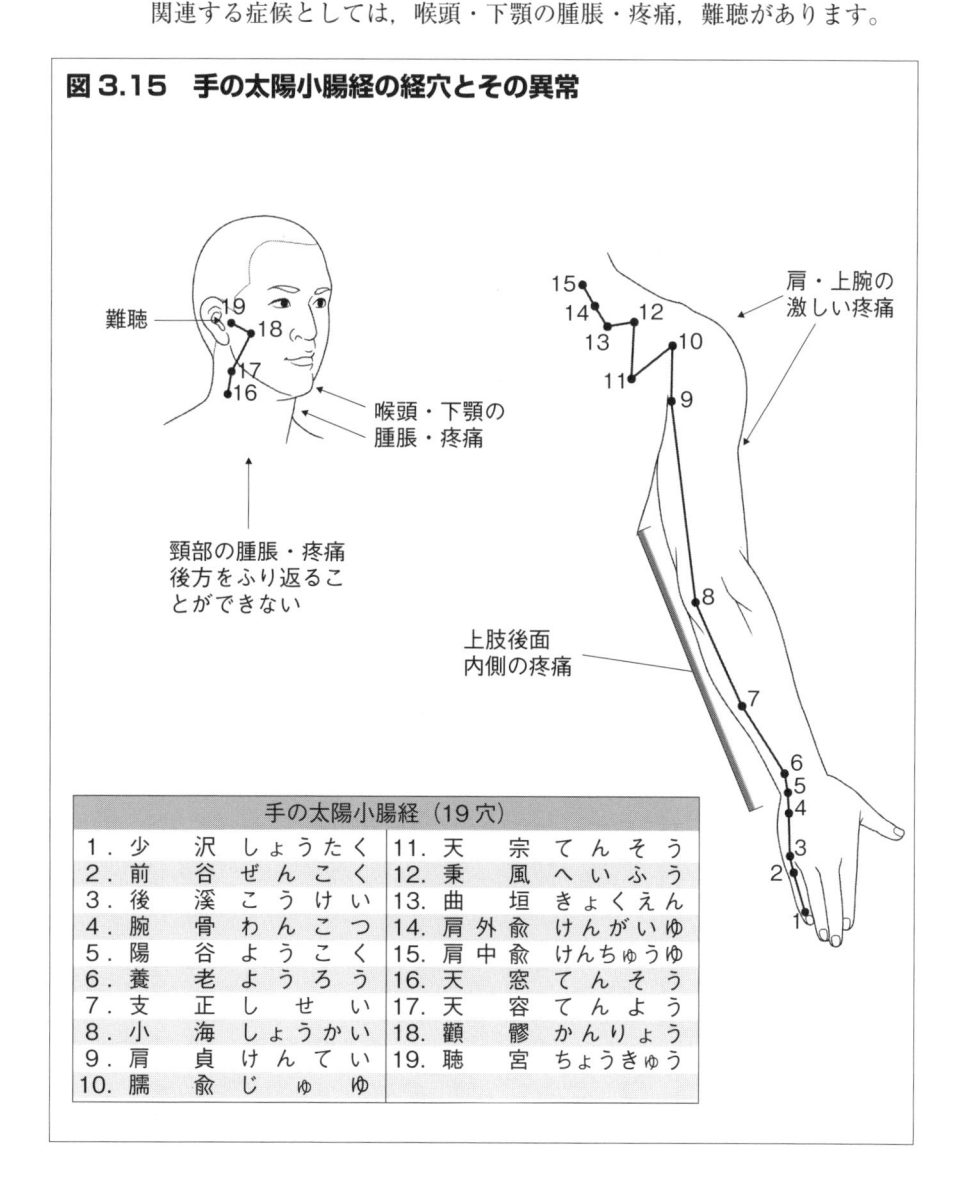

関連する症候としては，喉頭・下顎の腫脹・疼痛，難聴があります。

図3.15 手の太陽小腸経の経穴とその異常

- 難聴
- 喉頭・下顎の腫脹・疼痛
- 頸部の腫脹・疼痛 後方をふり返ることができない
- 肩・上腕の激しい疼痛
- 上肢後面内側の疼痛

手の太陽小腸経（19穴）						
1.	少沢	しょうたく	11.	天宗	てんそう	
2.	前谷	ぜんこく	12.	秉風	へいふう	
3.	後渓	こうけい	13.	曲垣	きょくえん	
4.	腕骨	わんこつ	14.	肩外兪	けんがいゆ	
5.	陽谷	ようこく	15.	肩中兪	けんちゅうゆ	
6.	養老	ようろう	16.	天窓	てんそう	
7.	支正	しせい	17.	天容	てんよう	
8.	小海	しょうかい	18.	顴髎	かんりょう	
9.	肩貞	けんてい	19.	聴宮	ちょうきゅう	
10.	臑兪	じゅゆ				

3.4.8 足太陽膀胱経の異常
あしたいようぼうこうけい

経脈上の異常としては，頭頂部痛，後頭部痛，体幹後面・下肢後面の疼痛，小趾の麻痺，があります（図3.16）。

関連する症候としては，脊柱の疼痛，眼の疼痛，鼻出血，痔，瘧（おこり：

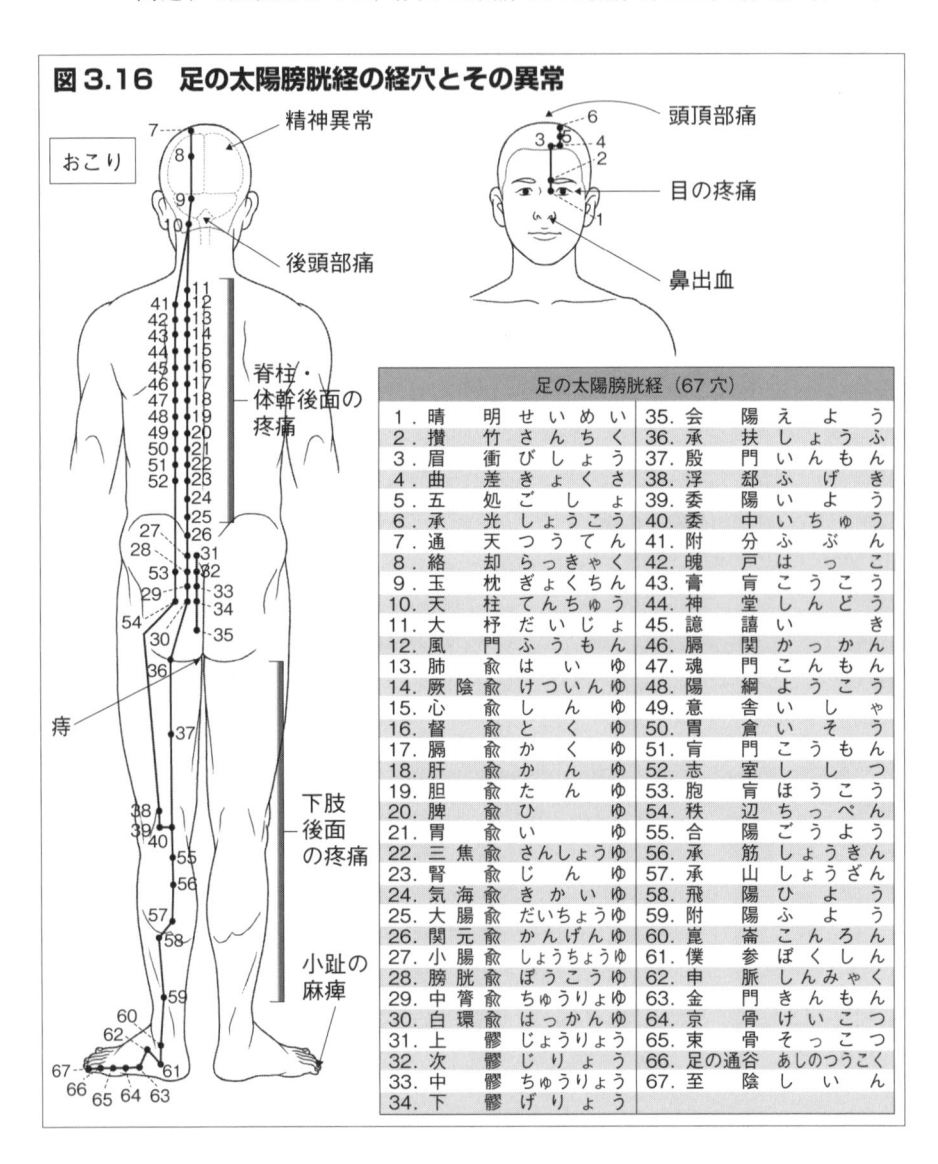

図3.16 足の太陽膀胱経の経穴とその異常

図中ラベル：精神異常、頭頂部痛、目の疼痛、鼻出血、後頭部痛、脊柱・体幹後面の疼痛、痔、下肢後面の疼痛、小趾の麻痺、おこり

足の太陽膀胱経（67穴）	
1. 晴明　せいめい	35. 会陽　えよう
2. 攢竹　さんちく	36. 承扶　しょうふん
3. 眉衝　びしょう	37. 殷門　いんもん
4. 曲差　きょくさ	38. 浮郄　ふげき
5. 五処　ごしょ	39. 委陽　いよう
6. 承光　しょうこう	40. 委中　いちゅう
7. 通天　つうてん	41. 附分　ふぶん
8. 絡却　らっきゃく	42. 魄戸　はくこ
9. 玉枕　ぎょくちん	43. 膏肓　こうこう
10. 天柱　てんちゅう	44. 神堂　しんどう
11. 大杼　だいじょ	45. 譩譆　いきん
12. 風門　ふうもん	46. 膈関　かくかんん
13. 肺兪　はいゆ	47. 魂門　こんもん
14. 厥陰兪　けついんゆ	48. 陽綱　ようこう
15. 心兪　しんゆ	49. 意舎　いしゃ
16. 督兪　とくゆ	50. 胃倉　いそう
17. 膈兪　かくゆ	51. 肓門　こうもん
18. 肝兪　かんゆ	52. 志室　ししつ
19. 胆兪　たんゆ	53. 胞肓　ほうこう
20. 脾兪　ひゆ	54. 秩辺　ちつぺん
21. 胃兪　いゆ	55. 合陽　ごうよう
22. 三焦兪　さんしょうゆ	56. 承筋　しょうきん
23. 腎兪　じんゆ	57. 承山　しょうざん
24. 気海兪　きかいゆ	58. 飛陽　ひよう
25. 大腸兪　だいちょうゆ	59. 附陽　ふよう
26. 関元兪　かんげんゆ	60. 崑崙　こんろん
27. 小腸兪　しょうちょうゆ	61. 僕参　ぼくしん
28. 膀胱兪　ぼうこうゆ	62. 申脈　しんみゃく
29. 中膂兪　ちゅうりょゆ	63. 金門　きんもん
30. 白環兪　はっかんゆ	64. 京骨　けいこつ
31. 上髎　じょうりょう	65. 束骨　そっこつ
32. 次髎　じりょう	66. 足の通谷　あしのつうこく
33. 中髎　ちゅうりょう	67. 至陰　しいん
34. 下髎　げりょう	

間欠性の悪寒戦慄，高熱，発汗を特徴とする病気），精神異常があります。

3.4.9　足少陰腎経の異常

経脈上の異常としては，腰部・大腿内側の疼痛，冷え，しびれ，足底のほてり，口腔内・咽頭部の炎症があります（図3.17）。

関連する症候としては，空腹感があっても食欲がない，顔面が黒ずむ，

図3.17　足の少陰腎経の経穴とその異常

足の少陰腎経（27穴）
1. 涌　泉　ゆうせん
2. 然　谷　ねんこく
3. 太　谿　たいけい
4. 大　鐘　たいしょう
5. 照　海　しょうかい
6. 水　泉　すいせん
7. 復　溜　ふくりゅう
8. 交　信　こうしん
9. 筑　賓　ちくひん
10. 陰　谷　いんこく
11. 横　骨　おうこつ
12. 大　赫　だいかく
13. 気　穴　きけつ
14. 四　満　しまん
15. 中　注　ちゅうちゅう
16. 肓　兪　こうゆ
17. 商　曲　しょうきょく
18. 石　関　せきかん
19. 陰　都　いんと
20. 腹の通谷　はらのつうこく
21. 幽　門　ゆうもん
22. 歩　廊　ほろう
23. 神　封　しんぽう
24. 霊　墟　れいきょ
25. 神　蔵　しんぞう
26. 或　中　わくちゅう
27. 兪　府　ゆふ

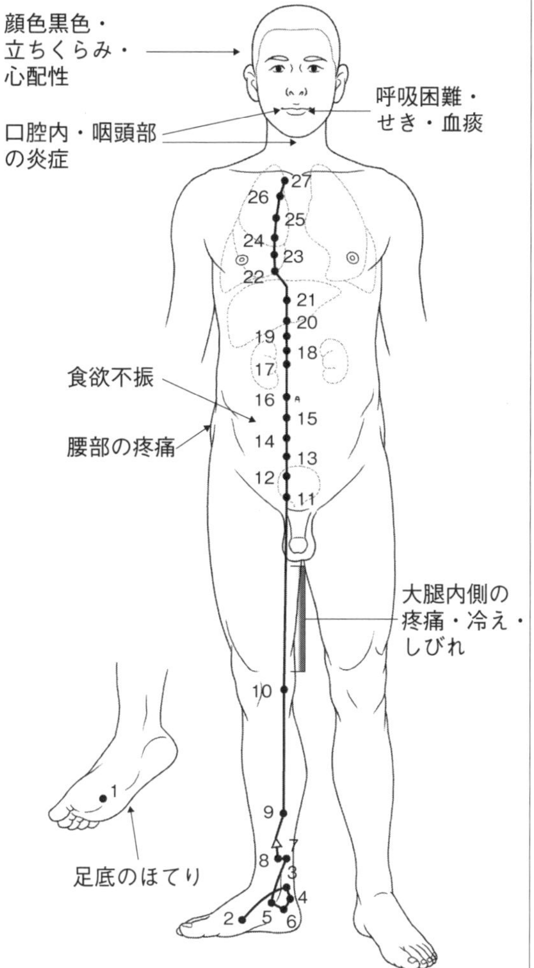

顔色黒色・立ちくらみ・心配性

口腔内・咽頭部の炎症

呼吸困難・せき・血痰

食欲不振

腰部の疼痛

大腿内側の疼痛・冷え・しびれ

足底のほてり

呼吸困難，咳嗽（せき），血痰，立ちくらみ，寝ることを好んで起き上がらない，心配性でびくびくする，があります．

3.4.10 手厥陰心包経の異常

経脈上の異常としては，心臓部痛，腋窩の腫脹，上肢のひきつり，手掌のほてり，季肋部のつかえがあります（**図3.18**）．

関連する症候としては，胸苦しい，顔色が赤い，精神不安定があります．

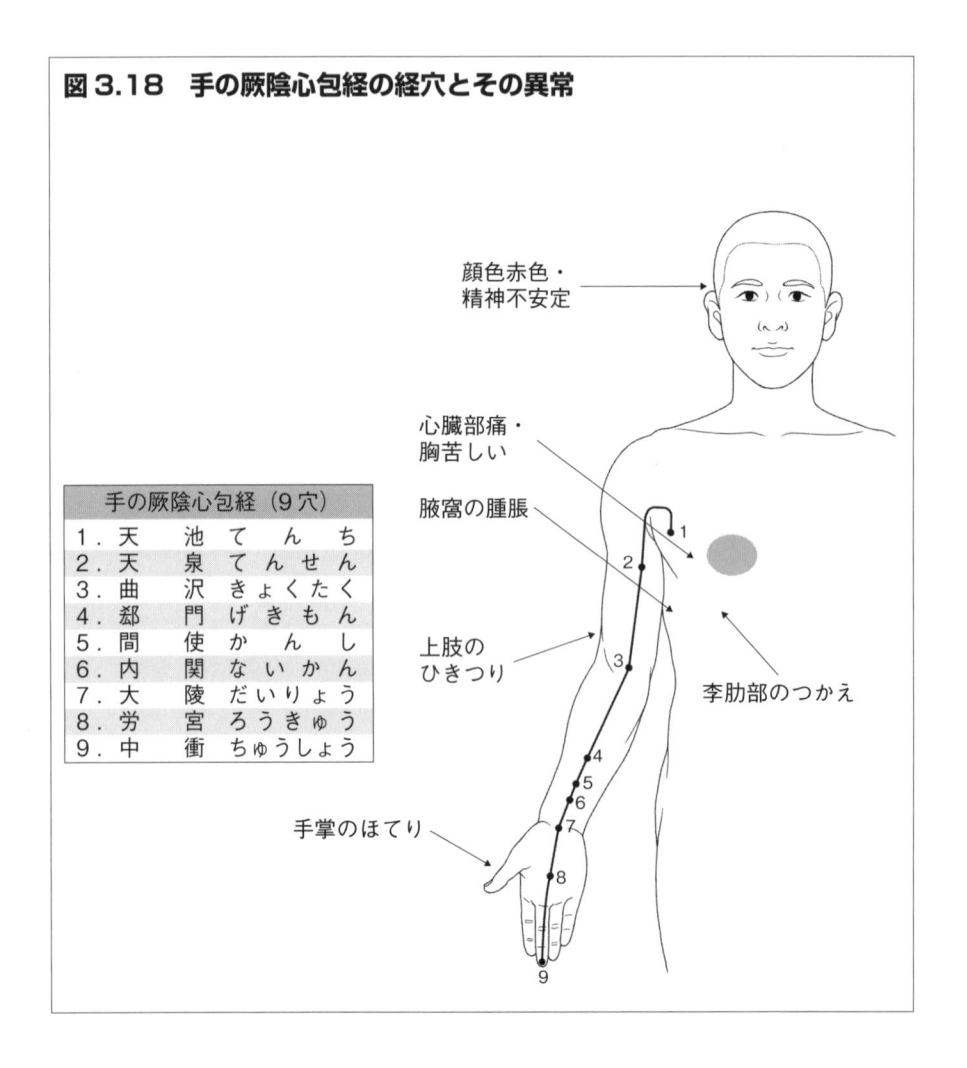

図3.18 手の厥陰心包経の経穴とその異常

手の厥陰心包経（9穴）
1．天　池　てん　ち
2．天　泉　てん　せん
3．曲　沢　きょく　たく
4．郄　門　げき　もん
5．間　使　かん　し
6．内　関　ない　かん
7．大　陵　だい　りょう
8．労　宮　ろう　きゅう
9．中　衝　ちゅう　しょう

顔色赤色・精神不安定
心臓部痛・胸苦しい
腋窩の腫脹
上肢のひきつり
季肋部のつかえ
手掌のほてり

3.4.11 手少陽三焦経の異常

経脈上の異常としては，耳後～肩上部～上肢後面の疼痛，環指の麻痺，目尻から頬の疼痛，難聴があります（**図3.19**）。

関連する症候としては，咽頭・喉頭の炎症，発汗があります。

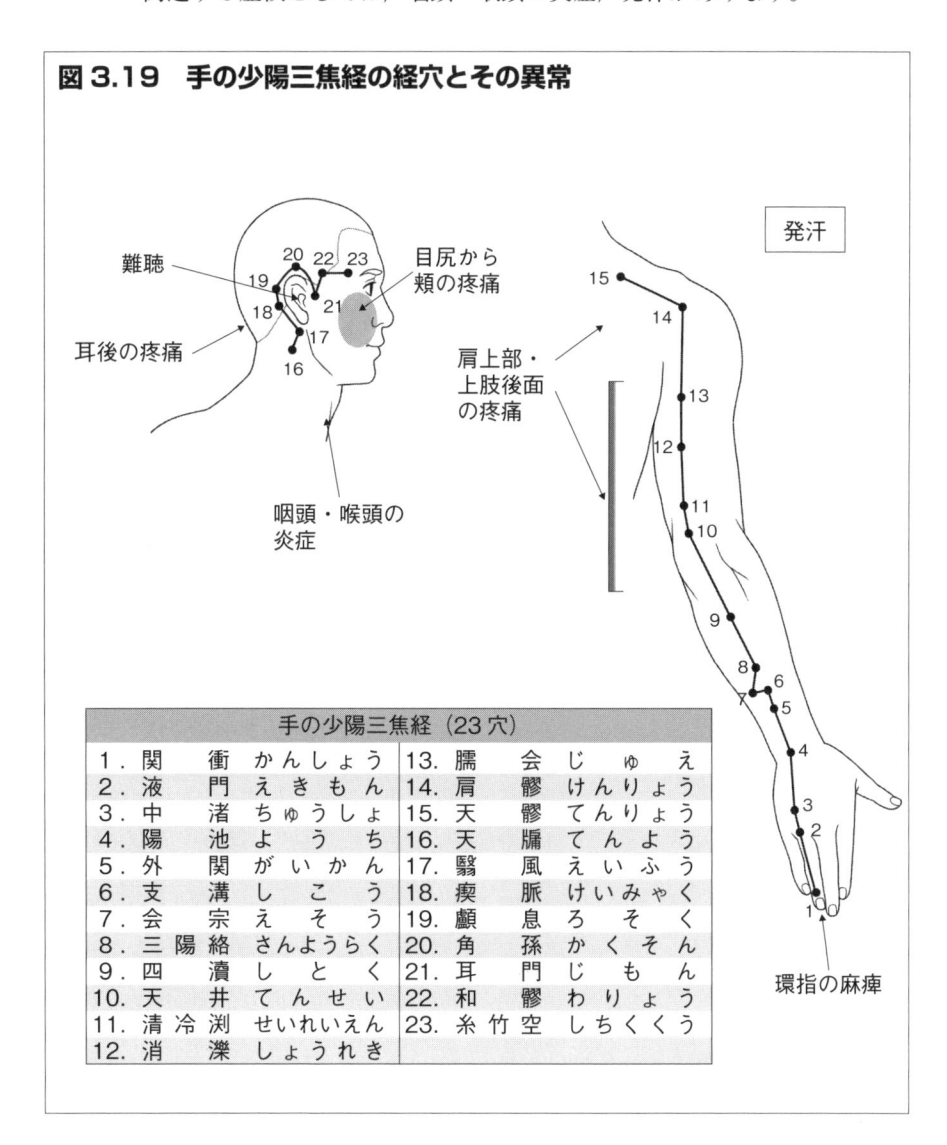

図3.19 手の少陽三焦経の経穴とその異常

手の少陽三焦経（23穴）					
1.	関	衝	かんしょう	13. 臑 会	じゅえ
2.	液	門	えきもん	14. 肩 髎	けんりょう
3.	中	渚	ちゅうしょ	15. 天 髎	てんりょう
4.	陽	池	ようち	16. 天 牖	てんよう
5.	外	関	がいかん	17. 翳 風	えいふう
6.	支	溝	しこう	18. 瘈 脈	けいみゃく
7.	会	宗	えそう	19. 顱 息	ろそく
8.	三 陽 絡		さんようらく	20. 角 孫	かくそん
9.	四	瀆	しとく	21. 耳 門	じもん
10.	天	井	てんせい	22. 和 髎	わりょう
11.	清 冷 淵		せいれいえん	23. 糸竹空	しちくくう
12.	消	濼	しょうれき		

3.4.12　足少陽胆経の異常

経脈上の異常としては，目尻・側頭部・顎関節・鎖骨上窩・体幹外側・下肢外側の疼痛，環指の麻痺，寝返りがうてない，足が外反してほてる，があります（図3.20）。

関連する症候としては，口が苦い，よくため息をつく，顔面がくすむ，

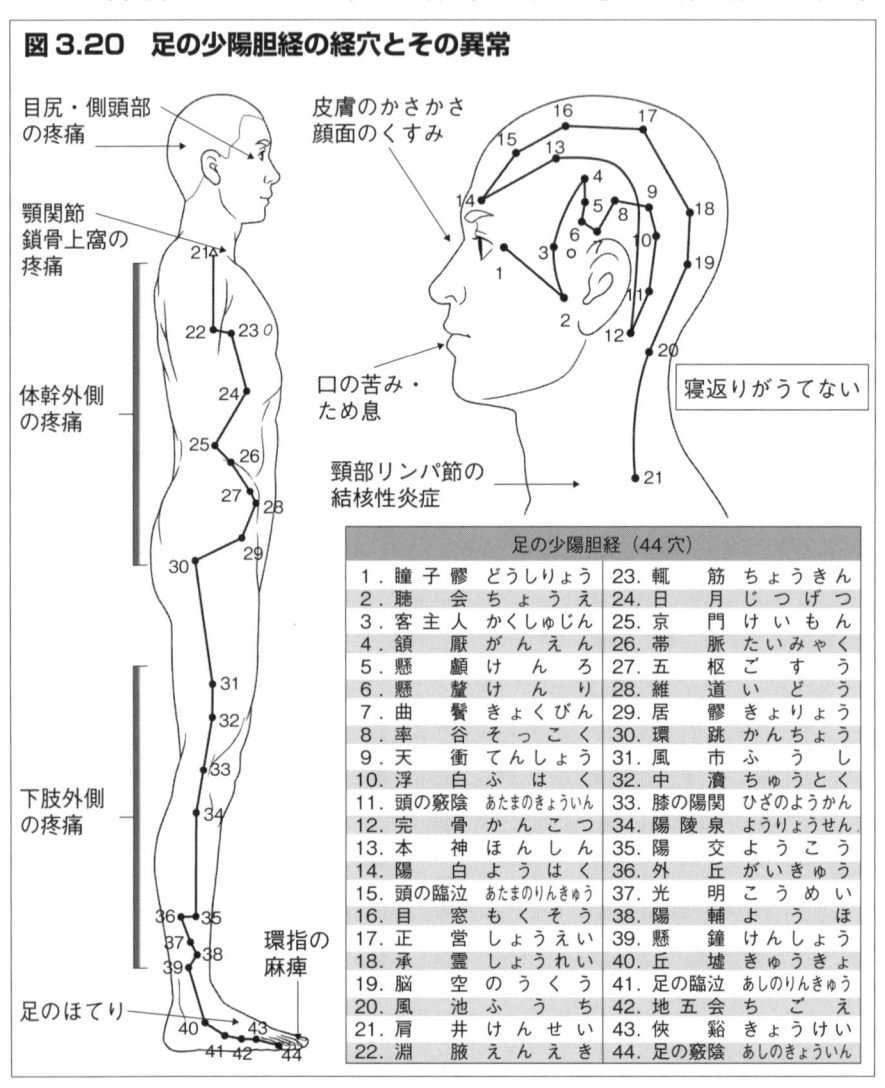

図3.20　足の少陽胆経の経穴とその異常

足の少陽胆経（44穴）			
1．瞳子髎	どうしりょう	23．輒筋	ちょうきん
2．聴会	ちょうえ	24．日月	じつげつ
3．客主人	かくしゅじん	25．京門	けいもん
4．頷厭	がんえん	26．帯脈	たいみゃく
5．懸顱	けんろ	27．五枢	ごすう
6．懸釐	けんり	28．維道	いどう
7．曲鬢	きょくびん	29．居髎	きょりょう
8．率谷	そっこく	30．環跳	かんちょう
9．天衝	てんしょう	31．風市	ふうし
10．浮白	ふはく	32．中瀆	ちゅうとく
11．頭の竅陰	あたまのきょういん	33．膝の陽関	ひざのようかん
12．完骨	かんこつ	34．陽陵泉	ようりょうせん
13．本神	ほんしん	35．陽交	ようこう
14．陽白	ようはく	36．外丘	がいきゅう
15．頭の臨泣	あたまのりんきゅう	37．光明	こうめい
16．目窓	もくそう	38．陽輔	ようほ
17．正営	しょうえい	39．懸鐘	けんしょう
18．承霊	しょうれい	40．丘墟	きゅうきょ
19．脳空	のうくう	41．足の臨泣	あしのりんきゅう
20．風池	ふうち	42．地五会	ちごえ
21．肩井	けんせい	43．侠谿	きょうけい
22．淵腋	えんえき	44．足の竅陰	あしのきょういん

皮膚がかさかさしてつやがない，頸部リンパ節の結核性炎症があります。

3.4.13　足厥陰肝経の異常
あしけつ いんかんけい

経脈上の異常としては，男性では疝気（下腹部内臓が痛む病気），女性では腹部膨満感，遺尿，尿閉，腰痛，うつむいたり仰向いたりできない，季肋部の腫脹があります（**図3.21**）。

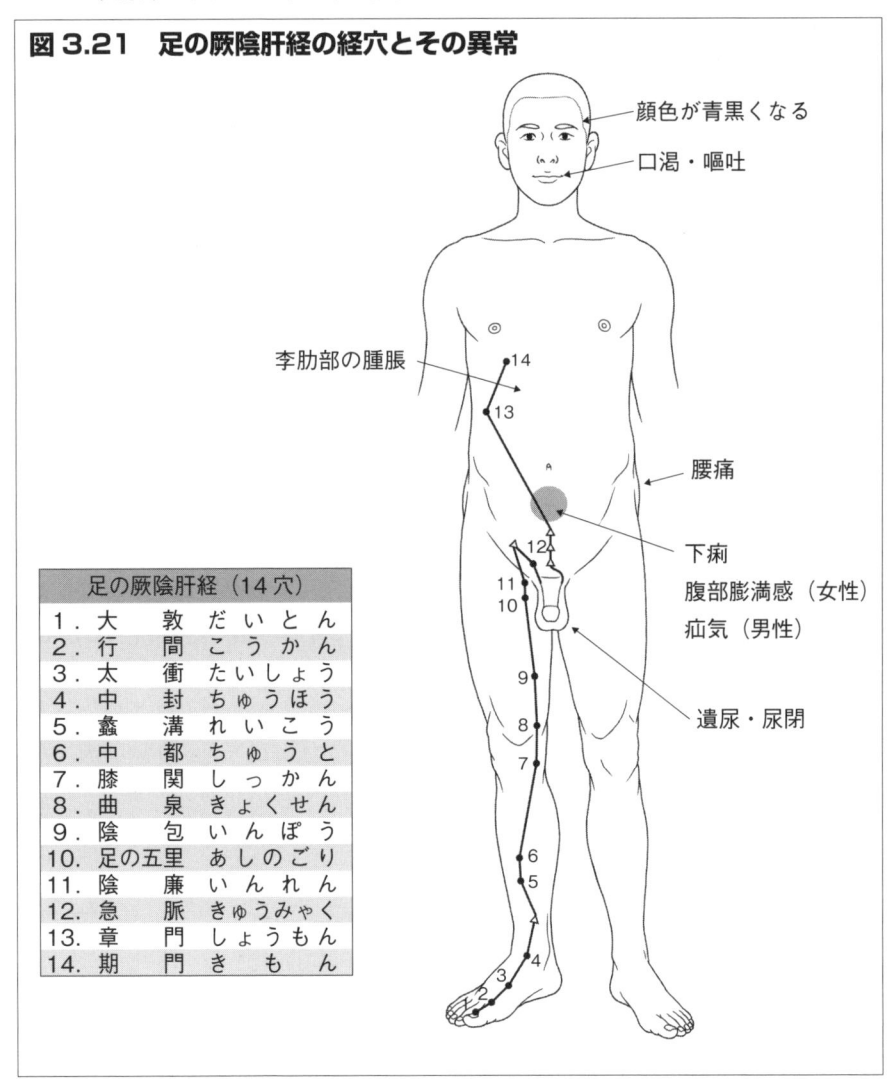

図3.21　足の厥陰肝経の経穴とその異常

図中ラベル：
- 顔色が青黒くなる
- 口渇・嘔吐
- 李肋部の腫脹
- 腰痛
- 下痢
- 腹部膨満感（女性）
- 疝気（男性）
- 遺尿・尿閉

足の厥陰肝経（14穴）
1. 大敦　　だいとん
2. 行間　　こうかん
3. 太衝　　たいしょう
4. 中封　　ちゅうほう
5. 蠡溝　　れいこう
6. 中都　　ちゅうと
7. 膝関　　しっかん
8. 曲泉　　きょくせん
9. 陰包　　いんぽう
10. 足の五里　あしのごり
11. 陰廉　　いんれん
12. 急脈　　きゅうみゃく
13. 章門　　しょうもん
14. 期門　　きもん

関連する症候としては，嘔吐，ひどい下痢，口渇，顔面がすすけて青黒くなる，があります。

3.4.14　督脈の異常

背骨のこわばり，頭痛，足の冷えと疼痛，痔，下腹部から胸へつきあげる疼痛，心臓部痛，浮腫，遺尿，女性の不妊があります（図3.22）。

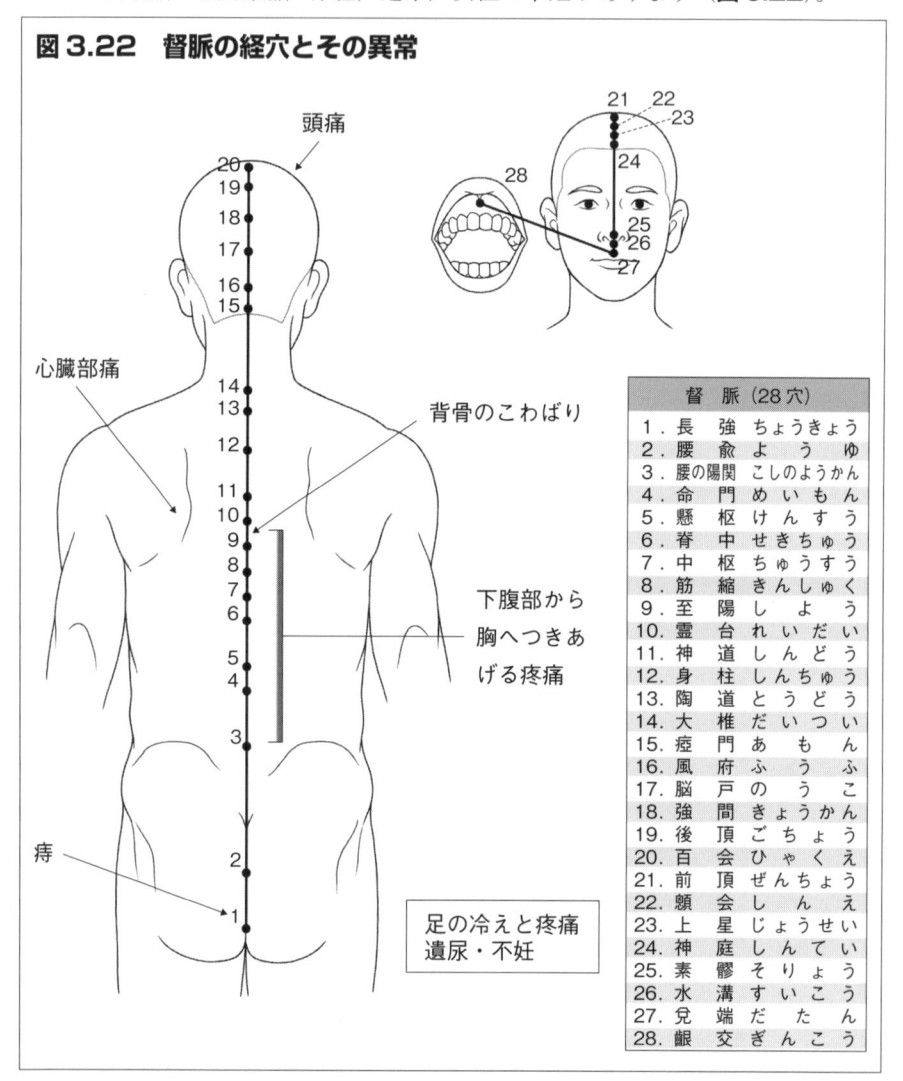

図3.22　督脈の経穴とその異常

頭痛
心臓部痛
背骨のこわばり
下腹部から胸へつきあげる疼痛
痔
足の冷えと疼痛
遺尿・不妊

督脈（28穴）
1. 長強　ちょうきょう
2. 腰兪　ようゆ
3. 腰の陽関　こしのようかん
4. 命門　めいもん
5. 懸枢　けんすう
6. 脊中　せきちゅう
7. 中枢　ちゅうすう
8. 筋縮　きんしゅく
9. 至陽　しよう
10. 霊台　れいだい
11. 神道　しんどう
12. 身柱　しんちゅう
13. 陶道　とうどう
14. 大椎　だいつい
15. 瘂門　あもん
16. 風府　ふうふ
17. 脳戸　のうこん
18. 強間　きょうかん
19. 後頂　ごちょう
20. 百会　ひゃくえ
21. 前頂　ぜんちょう
22. 顖会　しんえ
23. 上星　じょうせい
24. 神庭　しんてい
25. 素髎　そりょう
26. 水溝　すいこう
27. 兌端　だたん
28. 齦交　ぎんこう

3.4.15 任脈の異常

男性の疝気，女性の帯下，月経異常，腹部皮膚の疼痛・かゆみがあります（図3.23）。

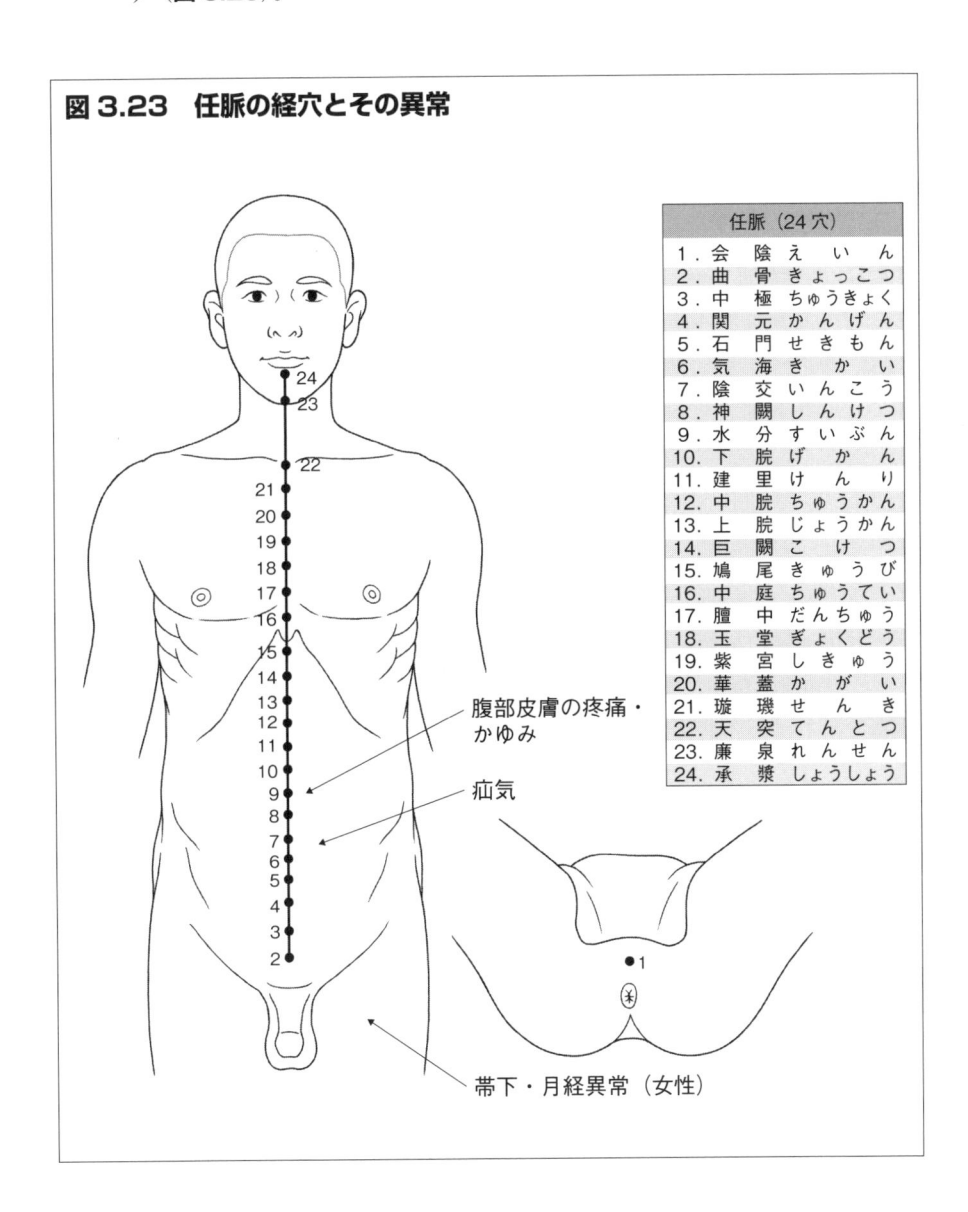

図3.23 任脈の経穴とその異常

任脈（24穴）
1．会　陰　えい　ん
2．曲　骨　きょっこつ
3．中　極　ちゅうきょく
4．関　元　かんげん
5．石　門　せきもん
6．気　海　きかい
7．陰　交　いんこう
8．神　闕　しんけつん
9．水　分　すいぶん
10．下　脘　げかん
11．建　里　けんり
12．中　脘　ちゅうかん
13．上　脘　じょうかん
14．巨　闕　こけつ
15．鳩　尾　きゅうび
16．中　庭　ちゅうてい
17．膻　中　だんちゅう
18．玉　堂　ぎょくどう
19．紫　宮　しきゅう
20．華　蓋　かがい
21．璇　璣　せんき
22．天　突　てんとつ
23．廉　泉　れんせん
24．承　漿　しょうしょう

腹部皮膚の疼痛・かゆみ

疝気

帯下・月経異常（女性）

3.5 六病位

　急性外感病といって，気候の変化によって発症する病気があります。このうち寒邪によって発生する病気を**傷寒**といい，これについて解説された本として『傷寒論』があります。この中で，傷寒は大きく**陽病位**と**陰病位**に分けられ，それぞれ三位ずつに分類されています。各々の病気を病位の下に「病」をつけてよびます。八綱分類（3.1 参照）を用いて表現することができます。

3.5.1 陽病位

　陽病位は太陽病・陽明病・少陽病に分類されます（図 3.24）。身体の病邪に対する抵抗力が盛んな時期です。これらの経過に関しては病邪の勢いと身体の抵抗力との関係で種々の経過を取ります。

太陽病：外邪が体の表面にあるステージです。症状としては，脈浮，頭痛，首筋の張り，悪寒，悪風，発熱，関節痛，筋肉痛などがあります。表寒虚証・表寒実証といえます。

陽明病：外邪が下部消化管に侵入したステージです。症状としては，熱，腹満，腹痛，譫語（うわ言），便秘などがあります。裏熱実証です。

少陽病：外邪が体表から内部に侵入しても，あまり深く侵入していないステージです。侵入したとしても上部消化管にとどまっています。症状としては，熱と寒気が交互に来る，口が苦い，粘つく，フワフワと浮いたような感じがする，などがあります。裏（あるいは半表半裏）熱虚証・裏熱実証です。

3.5.2 陰病位

　陰病位は病邪に対する身体の抵抗力が弱まった状態を示します。通常は陽病位で治癒せず，遷延化した場合に陽病位から移行してきます。しかし，平素の体力が衰えている場合などには直接陰病からはじまることもあります。太陰病，少陰病，厥陰病に分けられます。すべて裏寒虚証です。

太陰病：外邪が消化管まで侵入し，抵抗力が弱まってきていますが，まだその初期段階のステージです。症状としては，腹満，嘔吐，腹痛，下痢

図 3.24 六病位

太陽病
病邪が体表にある

少陽病
病邪が呼吸器
(上部消化管) にある

陽明病 ＋ 陰病位
病邪が下部消化管にある

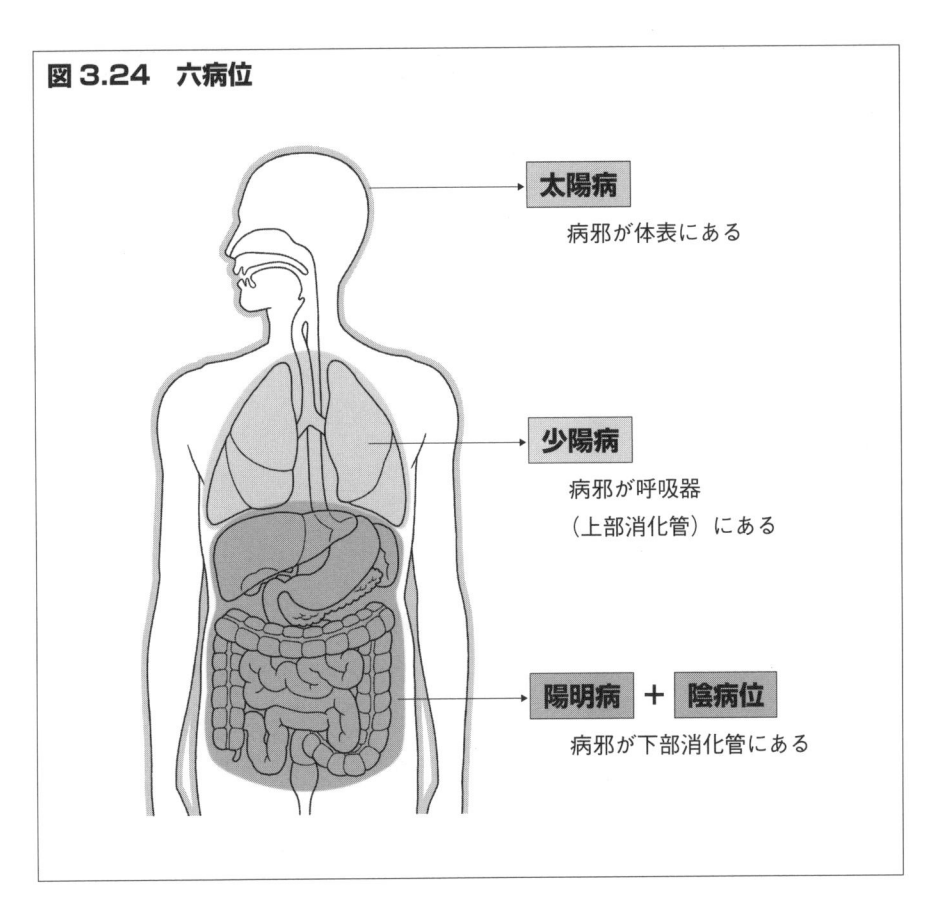

などがあります。

少陰病：外邪が消化管まで侵入し，抵抗力も太陰病のステージより減弱してくる時期です。症状としては，倦怠感が強く，ただ寝ていたいような状態で，顔面蒼白，悪寒，手足の冷えなどがありますが，患者自ら訴えることが少ないです。太陰病と同様の症状も呈します。

厥陰病：外邪が消化管まで侵入し，抵抗力も非常に低下した状態です。最期の力を振り絞るように外邪に抵抗して，熱と寒が錯雑する病態です。症状としては，動悸，胸中煩悶，食欲不振，嘔吐，下痢などがあります。

3.6　温病

　傷寒は，表寒証ではじまる病気ですが，感冒は寒ばかりではありません。熱があって布団などかけていられないこともあります。このような場合は温病とよび，傷寒とは区別しています。表熱証といえます。これを衛分病とよんでいます。病気の進展も熱が中心となっていて，体内に侵入するにしたがって，気分病，営分病，血分病となります。これら三者は裏熱証といえます（図3.25）。

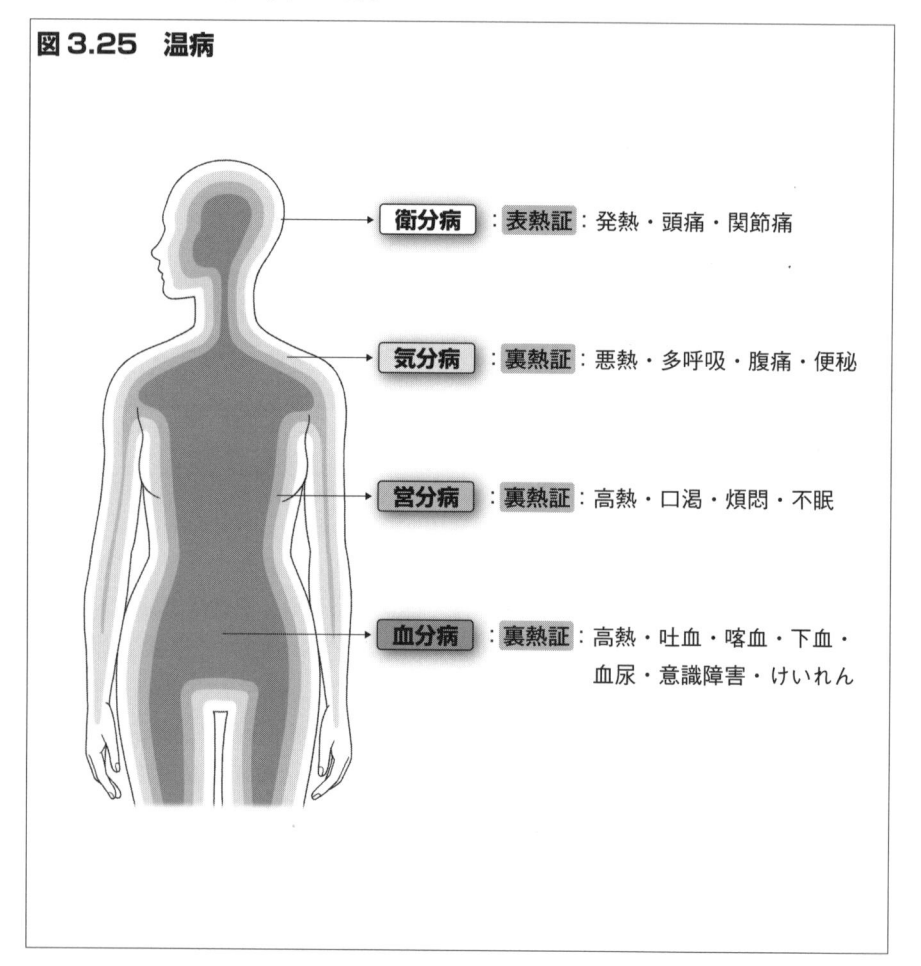

図3.25　温病

- 衛分病｜表熱証：発熱・頭痛・関節痛
- 気分病｜裏熱証：悪熱・多呼吸・腹痛・便秘
- 営分病｜裏熱証：高熱・口渇・煩悶・不眠
- 血分病｜裏熱証：高熱・吐血・喀血・下血・血尿・意識障害・けいれん

3.7 病因

病因は疾病発生の素因であり，外因・内因・不内外因の3種類に分類されます。**外因**は外部から入ってきたもの，**内因**は内部から起こったもの，**不内外因**は外因・内因の範囲に属さないものです。

3.7.1 外因

外因は**六淫**といわれます（**図3.26**，**表3.2**）。すなわち，風邪・寒邪・暑邪・湿邪・燥邪・火邪です。風・暑・湿・燥・寒は四季の正常な気候であり，それぞれ春・夏・長夏・秋・冬に相当します。そして暑は熱であり，熱が極まれば火へと変化すると考えて，火を加えて**六気**といいます。六気は本来正常な気候を指しますが，時期に外れた気が現れると異常な気候となり，これを邪気と称し，合わせて六淫といいます。暑と燥の2つの気はそれぞれ夏・秋の2つの季節に主として現れますが，他の気はいずれの季節にも発現します。

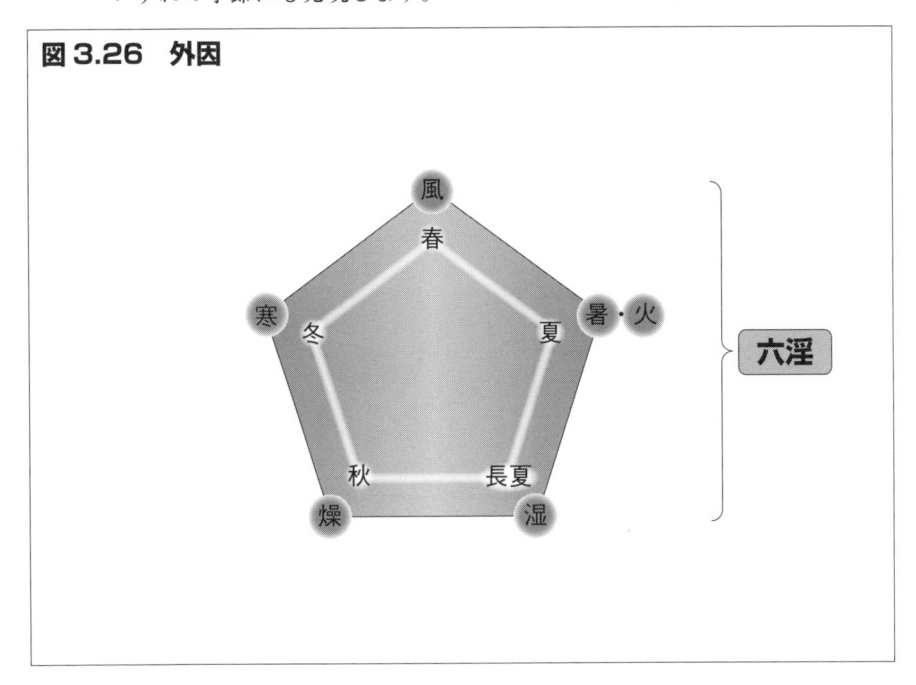

図3.26　外因

表 3.2 外因

風	よく動き，よく変化し，最も広い範囲に流行し，気候に伴って変化し，風温・風熱・風寒となる。他の邪気と結合しやすいため，風は百病の長といわれる。
寒	収縮と拘急の性質をもつ。寒邪が体表を犯す場合は傷寒とよばれ，この場合，伝変して熱に転化することがある。
暑	熱の性質をもつ。暑邪は陽気，陰液ともに消耗させ，虚労の状態を引き起こす。暑邪は往々にして湿邪をもち合わせることがある。
湿	重く粘稠の邪で，除去しにくい。霧露あるいは雨により湿気が多い状態。
燥	乾燥症状が特徴。燥邪に感受すると多くは上部に障害が現れる。
火	熱邪の強いものである。火が灼熱すれば体全体に障害が及ぶ。

3.7.2 内因

内因は**七情**を指します（図 3.27）。一方で，外因で登場した風邪・寒邪・暑邪・湿邪・燥邪・火邪は，体内のさまざまな病的変化によって発生することがあり，各々，内風・内寒・内暑・内湿・内燥・内火とよばれ，七情の元になっています。

七情：憂・思・喜・怒・悲・恐・驚です。七情の発病は一種の情志病で，外界の刺激の相違により精神の変化も異なります。七情が原因で発生

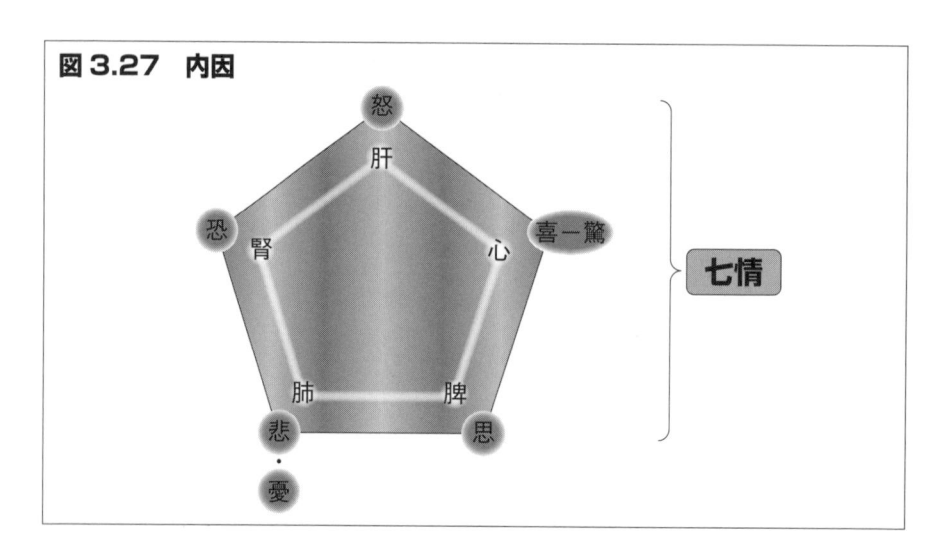

図 3.27 内因

した病変は，主として気の異常です。気と血は不可分なものですから，病状がさらに進行すれば，血にも影響することになります。七情による病変は，通常，長期間の刺激を受けているため，症状の回復は外因の場合に比べて困難です。

3.7.3　不内外因

内因とも外因とも判断されないものを不内外因とよびます（**図 3.28**）。

痰：脾陽が衰弱して水湿が変化せずに蓄積する場合，肺熱により津液が濃縮される場合などにより痰が形成されます。痰の主要症状は咳痰ですが，経絡に流れ込んで，手足麻痺などの症状も現れることがあります。さらに他の邪と結合して寒痰・熱痰・燥痰・湿痰・風痰などになると症状は複雑となります。

飲食：節度のない食事摂取は，胸痛，腹満あるいは悪寒・発熱・頭痛・下痢などを起こします。

虫：腸寄生虫感染と結核菌感染（古代は結核菌は虫の一種と考えていました）の場合があります。

房室傷：過度の色欲が正気を損傷させることです。身体が虚弱になるばかりでなく，病邪に罹患しやすくなります。

金刀傷：刀・剣による創傷あるいは打撲損傷類を指します。

熱傷火傷：熱湯による熱傷あるいは火による熱傷を指します。

中獣傷：毒蛇・猛獣による咬傷あるいは蛇毒などによる中毒症状を指します。

中毒：食物あるいは薬物による中毒を指します。

図3.28　不内外因

房室傷

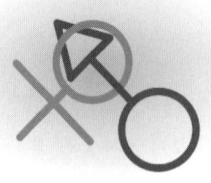

金刀傷

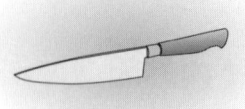

中獣傷

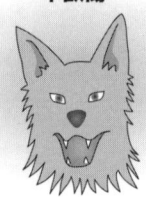

食・薬中毒

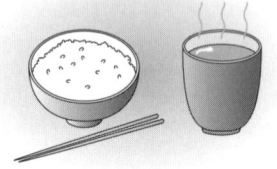

第4章
東洋医学の診断学

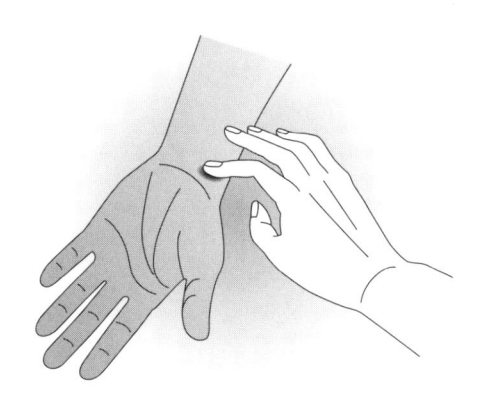

4.1 証の把握と四診

東洋医学では，診断することは証を確定することを指します。証とは，患者がもつ体質的なもの，症状的なものを合わせて，その患者がある時点で現している体の状態をいいます。これに加えて，ある漢方薬が適応して効果が発揮される病態を，たとえば葛根湯の証と表現することもあります。このような患者の証を確定するために，望，聞，問，切の四診による診察法が用いられます。

4.2 望診

4.2.1 望診の概略

望診は，二，三間をおいてちらっと患者を診ることです。最近の診察室では，ドアを開けるとそこに患者が立っているため望診が困難になってきています。しかし，この望診を実践するために，患者が入室してから椅子に座るまである程度の距離が必要です（図4.1）。

4.2.2 望診の所見と解釈

気血水の病態，特に虚実，寒熱に注意します（図4.2）。表裏については外見上判断できるものは表と判断してもよいでしょう。裏の異常があるようなら，さらに臓腑の鑑別をします。

色の赤さから熱証，実証を判断します。白色を帯びると血虚証を考慮します。青から紫色では瘀血証を考慮します。

触れられれば診断上さらに有効ですが，外見上でも緊張度がよければ実証と考えます。大きさも大きければ実証としますが，緊張度が弱い場合には水滞証を考慮すべきです。

裏証の判断には，臓腑の状態が外見に反映されることを利用します。各臓の病態は，肝では目・腱・爪に，心では舌・顔面に，脾では筋肉・口唇に，肺では皮膚・うぶ毛・鼻に，腎では骨・耳・陰部・髪に反映されます。

図 4.1　望診

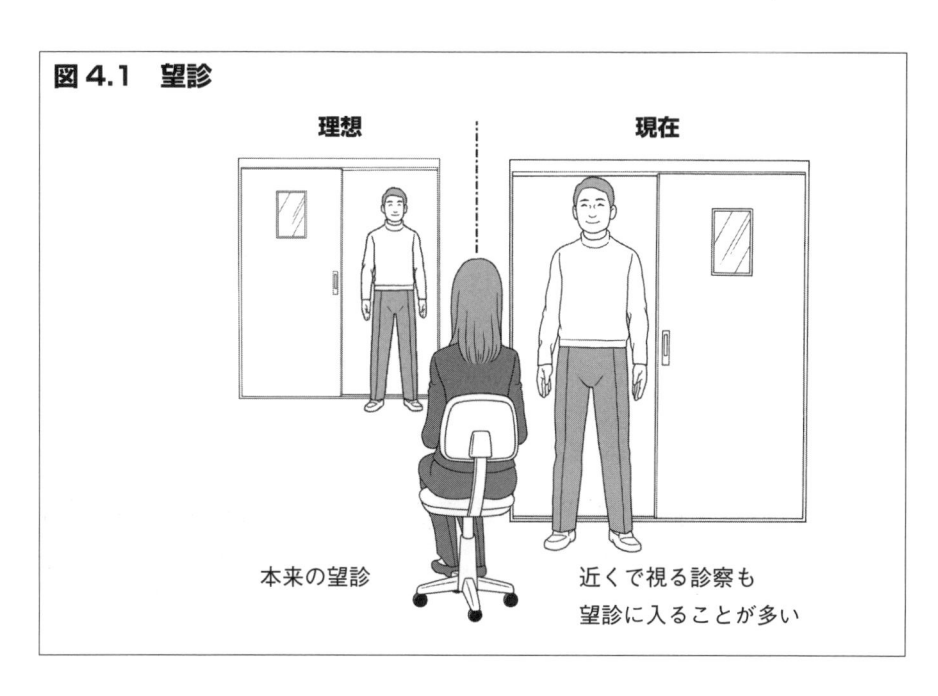

理想　　　　　　　　　　　**現在**

本来の望診　　　　　　近くで視る診察も
　　　　　　　　　　　望診に入ることが多い

図 4.2　望診の所見と解釈

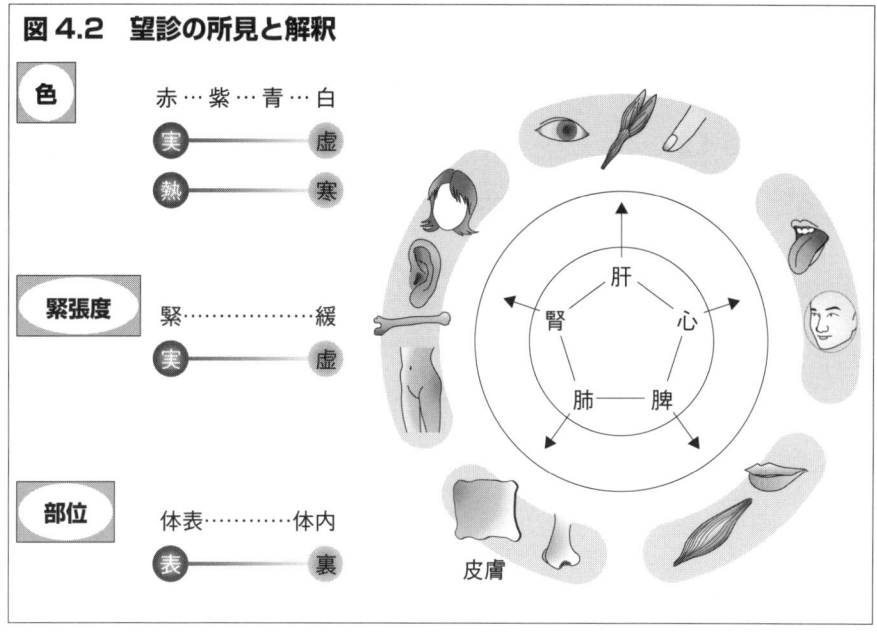

色　赤…紫…青…白
　　　実 ——— 虚
　　　熱 ——— 寒

緊張度　緊…………緩
　　　　　実 ——— 虚

部位　体表…………体内
　　　　　表 ——— 裏

肝　心　脾　肺　腎

皮膚

ですから，これらの部位の所見は臓の病態を現している可能性があるのです（**表 4.1**）。

表 4.1 裏証の判断

臓	部位
肝	目・腱・爪
心	舌・顔面
脾	筋肉・口唇
肺	皮膚・うぶ毛・鼻
腎	骨・耳・陰部・髪

4.3　聞診

4.3.1　聞診の概略

聞診は，言葉からすると聴覚によって患者の状態を把握する診察を指すように取れますが，嗅覚も利用するとされています。聞診の特徴は，医師自らが操作せず，患者が自然に発する症状を把握することにあるといえます（**図 4.3**）。

4.3.2　聞診の所見と解釈

音が大きい，太い，緊張感が強ければ実証，熱証を，反対の状態ならば虚証，寒証を考えます。口臭や体臭，大小便・分泌物などの臭いが強い場合は実証，熱証を，反対ならば虚証，寒証を考えます。気血水や臓腑の病態については，他の所見を参考にしながら決定します。

図 4.3　聞診

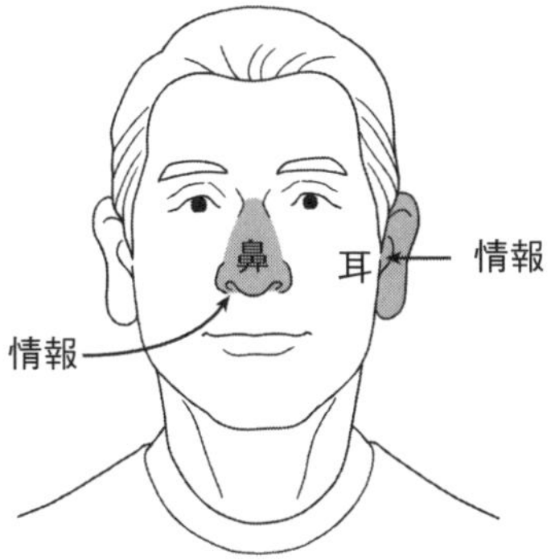

4.4　問診

4.4.1　問診の概略

　問診は患者の愁訴を聞くことです。その際，次の2点が重要です。1つは，症状についてさまざまな角度から情報を収集することです。もう1つは患者に希望を抱かせるように配慮することです。治療することによって病気が治る，あるいは治る可能性があることを患者に告げ，患者に希望を抱かせることによって患者自身の治癒力も高まるわけです。「あなたの病気は一生治りませんよ」などということは，希望を打ち砕くことで，治療とはまったく逆行することです。そのような場合,治らないのではなく,「自分には治せません」と正確に伝えるべきです（**図 4.4**）。

4.4.2　問診の所見と解釈

　気血水と臓腑の病態を考えます。気血水では，活動性に関する場合は主に気の病態を，身体的な問題に関する場合は主に血水の病態を考えます。活動性が高い，緊張度が強い場合には実証，熱証を，反対の場合には虚証，寒証を考えます。耳，鼻，口唇，舌，手など，身体を構成するものの形態が小さい，色が薄い，乾燥傾向なら虚証を，反対の場合には実証を考えます。痛みが生じる場合には，通常は気滞，瘀血など気血の循環が強く障害

された病態を考えます（**表 4.2**）。

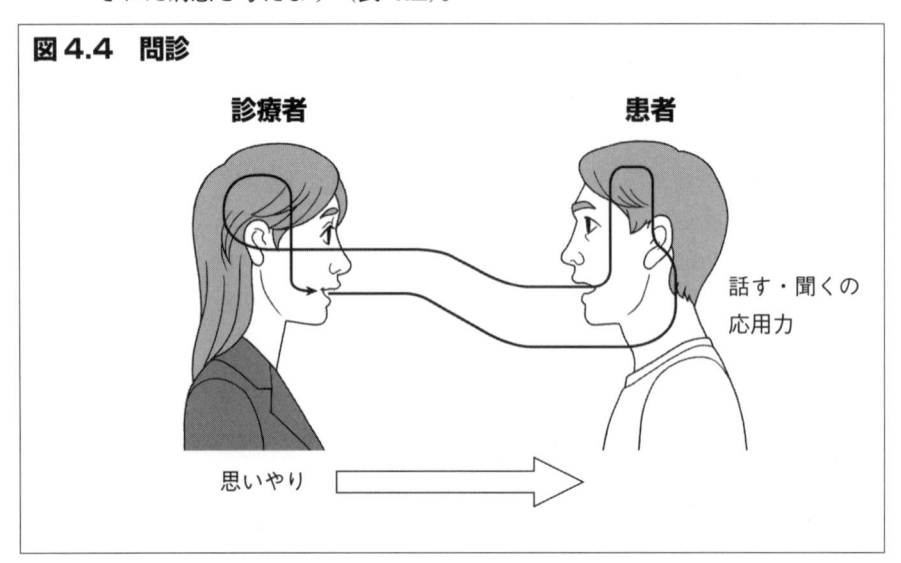

図 4.4　問診

診療者　　　　　患者

話す・聞くの応用力

思いやり →

表 4.2　問診の所見と解釈

問診所見	解釈
活動性が高い	実証・熱証
活動性が低い	虚証・寒証
緊張度が強い	実証・熱証
緊張度が弱い	虚証・寒証
身体構成物が大きい	実証
身体構成物が小さい	虚証
身体構成物の色が濃い	実証・熱証
身体構成物の色が薄い	虚証
乾燥	虚証
疼痛	気滞証・瘀血証

4.5 切診

4.5.1 切診の概略

切診とは医師が患者に接して診察することです。脈診（**図4.5**），腹診，経絡診（臓と腑から発し体表に至る経と絡を指頭によって上下左右に軽擦あるいは按圧して経と絡の状態を知り，経絡臓腑の虚実を推察する方法），背候診（背腰部の太陽膀胱経に属する経穴のうち兪穴による切診により，臓腑の違和をとらえる方法）が含まれます。

東洋医学的診察の中に，もう1つ重要な舌診という方法があります。視診の一種であるため，望診に含めると考えられています。しかし，舌診は医師が患者に最接近して舌の状態を診るわけですから，二，三間隔てたところから診る望診に舌診が含まれるという考えはもともとの望診の考え方に矛盾します。よって，筆者は，切診とは医師が意図的に患者の身体所見を得るための行為であり，舌診やその他の意図的な診察も切診に含まれることになると考えています。

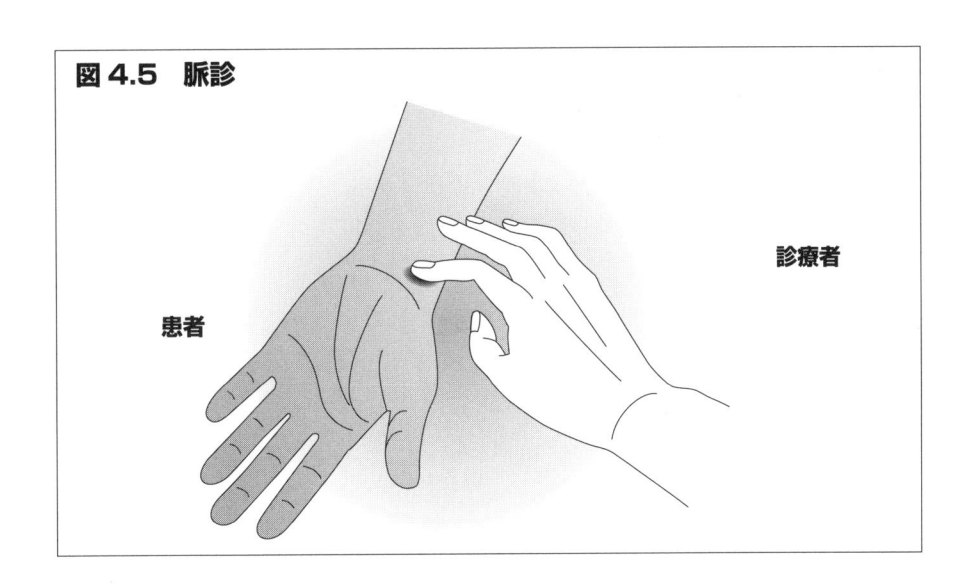

図4.5 脈診

4.5.2 舌診の所見と解釈

舌診においては，舌体，舌苔に分けて観察します。

舌体では，質と色に注目します。質では大きさ（**胖大**，正常，**痩**）と緊張度を診ます。大小は陰液，緊張度は陽気の状態を反映します。色では**淡紅**を正常とし，より**紅**（陽気亢進あるいは陰液不足），より**白**（陽気減退あるいは陰液過剰），**紫**（瘀血）かどうか判別します。その他，**裂紋**は血虚あるいは陰虚を示唆します。

舌苔では，湿潤度（**乾**，**湿**），色（**白**，**黄**，**黒**），量（**無**，**薄**，**厚**），質（**剥離**，**膩**：舌苔の間隙から舌質が観察できないほどベタッとした状態）について観察します。適度に湿潤し薄白苔が舌全体にあるものを正常とします。湿潤度が高い，膩苔も含めて苔の量が多い，色が濃くなる場合は相対的に陰液の過剰を意味します。舌苔剥離は陽気不足を意味します。

その他，舌の乳頭が消失し赤く乾燥している場合は陰虚です。舌体が腫脹し，淡白色で，**歯痕**がある場合には陰液過剰，陽気不足が疑われます。**地図状舌**は虚証に認められます。このように，舌の観察は舌上表面を中心

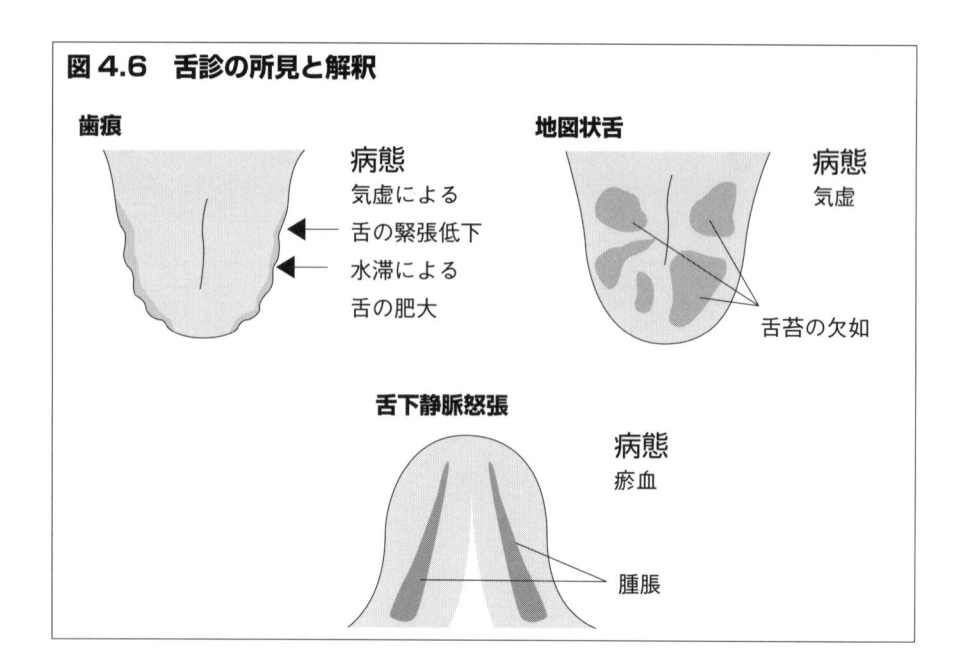

図4.6 舌診の所見と解釈

歯痕

病態
気虚による
← 舌の緊張低下
← 水滞による
舌の肥大

地図状舌

病態
気虚

舌苔の欠如

舌下静脈怒張

病態
瘀血

腫脹

に行います。しかし，舌裏面にも注意が必要です。**舌下静脈怒張**は瘀血を示唆する所見です（図4.6）。

4.5.3 脈診の所見と解釈

　脈診により，臓腑の機能状態，気血の盛衰，疾病の病位，病性，邪正の盛衰を理解し，さらに，疾病の予後を推測することが可能となります。

　示指，中指，薬指の三指で脈を診ます。橈骨茎状突起内側に中指を，中指より末梢部に示指を，中指より肘関節よりに薬指をおき，軽くあるいは重く按じます。示指のあたるところを寸口の脈，中指のあたるところを関上の脈，薬指のあたるところを尺中の脈といいます。寸口の脈は，これ単独でも五臓全体の状態を反映するとされます。右側において寸口は肺，大腸，関上は脾，胃，尺中は心包，三焦の状態を，左側において寸口は心，小腸，関上は肝，胆，尺中は腎，膀胱の状態を反映するといわれます（**図4.7**）。

　各々の部位において，強く押して前者（肺，脾，心包，心，肝，腎）を，軽く触って後者（大腸，胃，三焦，小腸，胆，膀胱）を診ます。このように六ヵ所の部位を2種類の強さの押し方で脈を診る場合，これらの脈を**六**

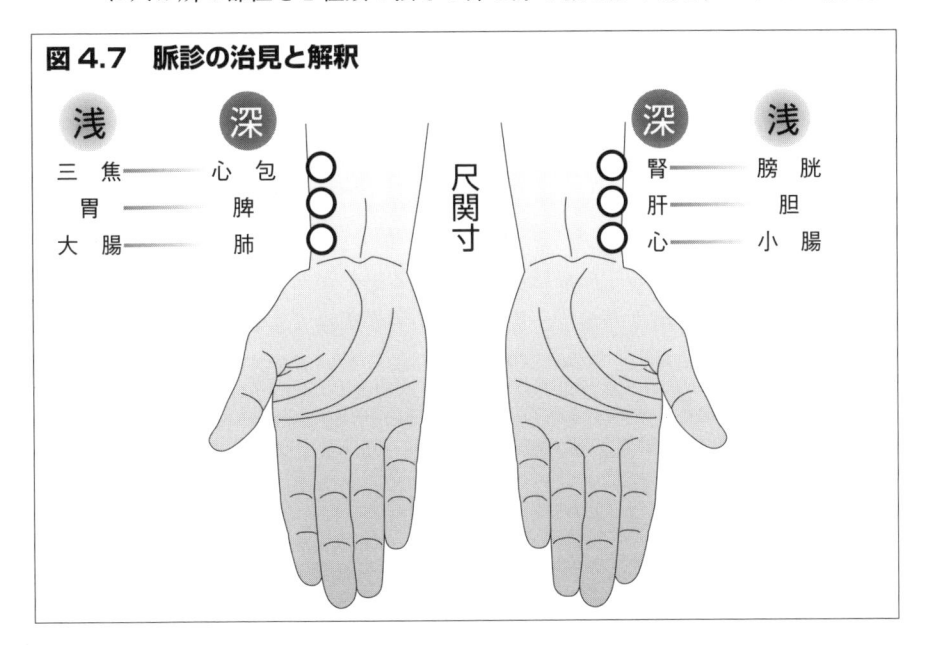

図4.7　脈診の治見と解釈

浅　　深　　　　　　　深　　浅
三焦―心包　○　　　　　腎―膀胱
胃――脾　　○　尺関寸　肝―胆
大腸―肺　　○　　　　　心―小腸

部定位の脈といいます。この方法は雑病の診断に用いられます。一方，傷寒，すなわち外邪によって起こる熱病の場合には，寸口を陽の脈，尺中を陰の脈として，陽の脈では表を，陰の脈では裏を診ることにしています。脈診によって，1) 表裏，寒熱，気血水の状態の判定，2) ある程度までの風，寒，熱，湿，痛，宿食などの原因の判定，3) 薬方の証の適合，矛盾の判断，4) 予後判断などを行います。

正常な脈を**平脈**といいます。寸関尺の三部で等しく触れ，診察者が一呼吸する間に4以上5未満（65〜80回/分）で，浮でも沈でもなく，大でも細でもなく，従容として節度があります。

病的な脈としては，八綱分類による虚実・寒熱・表裏に対応するものをまず理解すべきです。これらは，大まかに渋と滑，遅と数，浮と沈と表現されます（**図4.8**）。

浮脈：診察する指を皮膚に乗せてすぐに脈の拍動を触れうる脈のことです。この脈は表証で現れます。また，裏虚証，気逆証などでも現れます。

沈脈：指を患者の皮膚に強く押してはじめて触れるような深部に沈んだ脈をいいます。この脈は裏証で現れます。また，水証，寒証の時に現れます。

数脈：診察者が1呼吸する間に患者の脈が6動以上する場合をいいます。成人において1分間に80〜90以上とします。この脈は，熱証において認められます。また，気逆証，虚証においても現れます。

遅脈：診察者が1呼吸する間に患者の脈が4動以下の場合をいいます。成人において1分間に60以下とします。この脈は寒証において現れます。

滑脈：玉が転がってくるように触れる脈と説明されています。指先に触れる時間が短く面積が小さいうえに，一種の堅さをもっているといえます。以下に説明する弦脈では指が弾かれる感じがあり，鋭さをもち，脈を触れる時間が滑より短く，脈の出時の方が明瞭ですが，滑脈では出入時ともに等しく触れ，感触は鋭いというより堅い方です。滑脈は熱，痰，実を意味します。

渋脈：滑の反対で，脈の去来が渋滞して円滑でない脈をいいます。小刀で竹をけずる時のような感じと説明されています。この脈は血虚，瘀血，血寒を意味します。

その他の重要な脈としては，以下のものがあります。

図4.8 基本的な脈所見

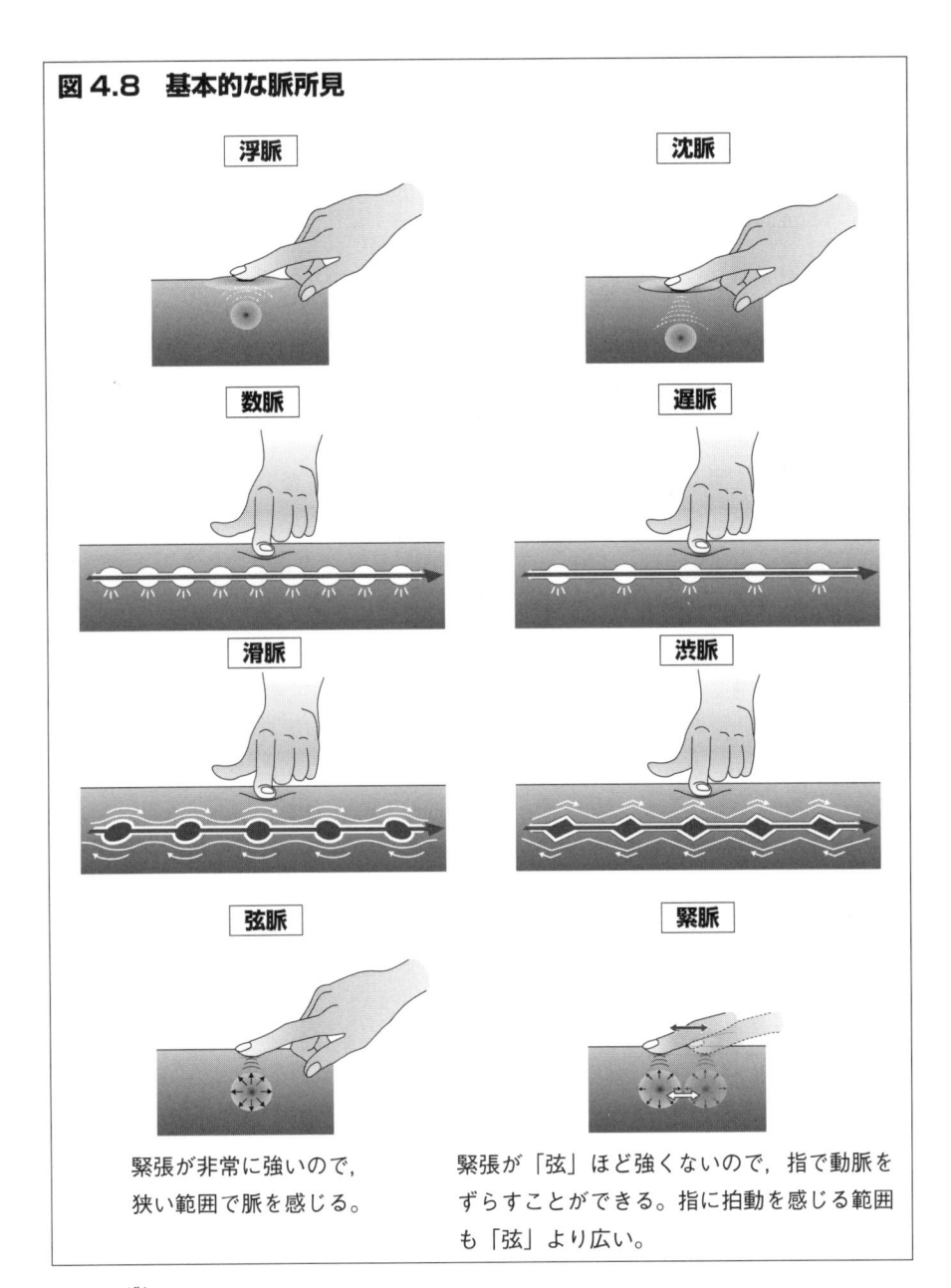

浮脈 / **沈脈**

数脈 / **遅脈**

滑脈 / **渋脈**

弦脈：緊張が非常に強いので，狭い範囲で脈を感じる。

緊脈：緊張が「弦」ほど強くないので，指で動脈をずらすことができる。指に拍動を感じる範囲も「弦」より広い。

弦脈：ぴんと張った弓のつる，あるいは琴の糸を触るような感じの脈のこと，すなわち，一種の堅さと緊張をもつうえに脈が触れる時間が短いも

のです．動脈が拡張する時間が急速で，心機能が亢進している状態においてみられます．この脈は少陽病，肝気の失調，筋拘急，疼痛，寒証，水証，裏虚において現れます．

緊脈：弦脈に似て，緊張して有力で指を弾くような感じの脈です．弦脈と異なり，脈を按じると左右に動きます．寒，痛を意味します．

大脈：血管の直径が大きい，すなわち血管が拡張している脈をいいます．大脈は実証では表熱でも裏熱でも現れますが，虚証では裏虚の場合のみです．病気が増悪することを意味します．

細脈：細脈は血管が収縮して幅が狭く触れる脈です．この脈は邪が表証から裏証に変わったこと，血虚，気虚を意味します．

長脈：寸関尺の部位を越えて触れることができる脈です．気逆，熱を意味します．

短脈：指に応じて回転し，寸関尺の部位を満たすことができない脈です．脈の形が豆のように感じられます．気虚を意味します．

不整脈として以下のものがあります．

促脈：数脈の中で不整のもので，脈と脈との間の休息が次第に短縮してきては再び元に復するものをいいます．表熱で，胸満，喘の時に現れます．熱を意味します（拍動は早く，間歇がみられます）．

結脈：遅脈で，不整のものをいいます．気鬱，瘀血，血虚で現れます．寒の鬱滞を意味します．

代脈：数脈と遅脈が不規則に交ざって起こる不整脈をいいます．脈拍の欠落は規則的です．臓気衰敗の徴候です．

4.5.4　腹診の所見と解釈

腹診は，古方派を中心に江戸時代に日本独自に発展した東洋医学的診察法です．西洋医学における腹部診察は内臓あるいは組織の病理解剖学的変化を見出そうとするのに対し，東洋医学における腹診は腹部の緊張度によって虚実を判断し気血水の状況を把握しようとします．この腹診によって得られた所見は証を決定するための判断材料であり，これを**腹証**といいます．実際の診察では，患者の足を伸ばしたままの状態で，まず，腹壁の緊張度を手全体で軽くさするようになでて行います．次に腹壁を押して深

部の変化をみます。本来，医師は患者の左側から診察するようにいわれていますが，左右どちら側からでもよいのです。腹診所見は以下のように分類されます。

1) 膨満
①全体的　腹満(ふくまん)
②限局的　心下満(しんかまん)，小腹満(しょうふくまん)

2) 腹壁緊張度
①緊張
a) 季肋下　胸脇苦満(きょうきょうくまん)
b) 心下部　心下痞鞕(しんかひこう)
c) 腹直筋　腹直筋緊張（裏急(りきゅう)，腹裏拘急(ふくりこうきゅう)）
d) 下腹部　小腹弦急(しょうふくげんきゅう)，小腹拘急(しょうふくこうきゅう)
②弛緩
a) 全体
b) 心下部　心下軟(しんかなん)
c) 下腹部　小腹不仁(しょうふくふじん)

3) 深在性変化
①抵抗・圧痛(あっつう)
②胃内停水（振水音(しんすいおん)）
③腹部動悸

　次に各腹診所見について述べます（図4.9，4.10）。

心下満：上腹部すなわち胸元が張ることです。これは実証のことが多いです。自覚的だけのこと，他覚的だけのこと，自他覚ともにあることの3通りがあります。一般に成人では上腹部より下腹部の方が張り出しているのがよいとされます。

胸脇苦満：肋骨弓下縁にかかる緊張をいいます。脇は側胸部と肋骨弓に沿う部分とを含んでいます。圧重感，疼痛として現れることもあります。小児において腹部診察でくすぐったがる場合にもこの所見があると判断することがあります。

心下痞鞕：心下部がつかえ，さらに心下部腹壁が緊張しているものをいい

図4.9　腹部の各部位の名称

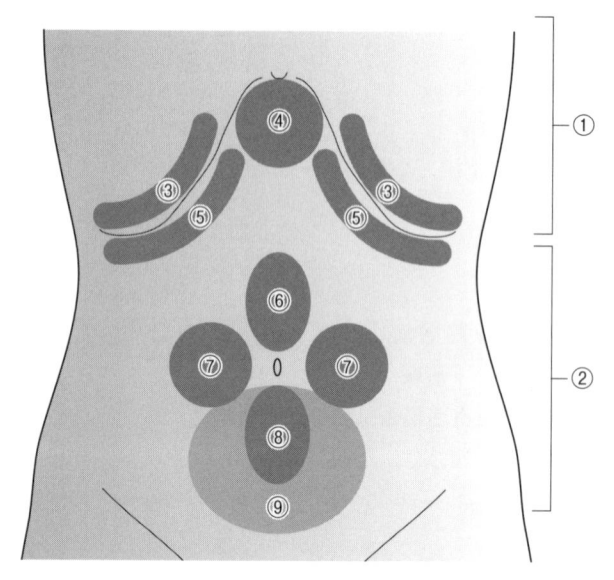

①胸　②腹　③脇　④心下部　⑤脇下　⑥臍上部　⑦臍傍部
⑧臍下部　⑨少腹（小腹）

ます。心下痞鞕には虚実があります。心下痞鞕において，心下痞は虚実同一ですが，心下部腹壁緊張度は実証では腹壁に厚みがあり，押すと抵抗があり底力を感じます。しかし，虚証では腹壁が薄く，ぴんと張っており，押すと底力がありません。

裏急：腹直筋が緊張していることをいいます。拘攣（こうれん），拘急（こうきゅう）ともいいます。腹直筋の拘攣がなくても，腸の運動が著しく腸壁を通して観察できる場合も裏急といいます。多くは虚証です。小建中湯類を用いる腹証です。

胃内停水：胃液分泌過多と胃壁アトニーのため胃液が胃内に停滞し，「ちゃぷちゃぷ」した**振水音**として証明されることをいいます。多くは虚証です。

小腹満：下腹部の膨満をいいます。他覚的に膨満していて自覚しないことは稀です。膨満が自他覚的に存在する場合，虚証，水証のことが多いです。自覚的のみである場合には瘀血のことがあります。

図4.10　腹診

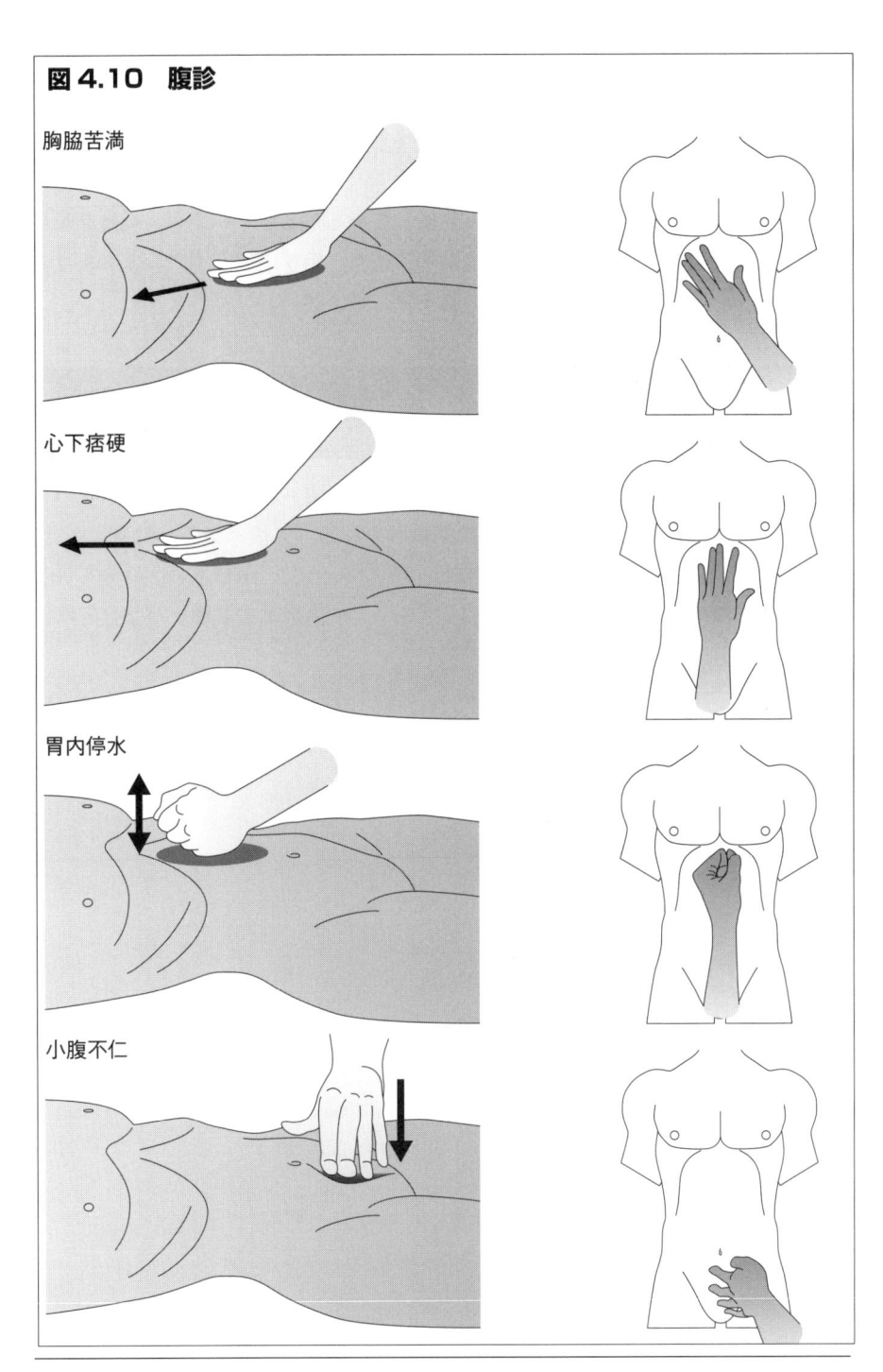

胸脇苦満

心下痞硬

胃内停水

小腹不仁

小腹拘急：下腹部腹直筋が緊張することです。腎虚の腹証です。
小腹弦急：拘急よりさらに緊張度が強いものをいいます。
小腹不仁：下腹壁の緊張度が軟弱なことをいいます。八味丸類を用いる腹証です。
腹部動悸：腹部大動脈の拍動が亢進していることをいいます。腹動を触れる部位は，通常臍上部が最も著明ですが，臍傍，臍左下のこともあります。部位によって，**心下悸**，**臍中悸**，**臍下悸**に分けられます。

4.6　診断法

　慢性疾患では，四診による診察にもとづいて八綱分類を行い，患者の大まかな病態を把握します。次に気血水の状態（気虚，気滞，気逆，血実，血熱，血虚，瘀血，水滞，水過剰，湿熱，水不足），気血水のバランス（陰実，陰虚，陽実，陽虚）を確認します。この気血水の状態，バランスは五臓のレベルでとらえることも重要です。

　急性感染症では，傷寒と温病を区別して病位を判断します。この場合，八綱分類でおおよその病位を把握することができます。

第5章
東洋医学の治療学

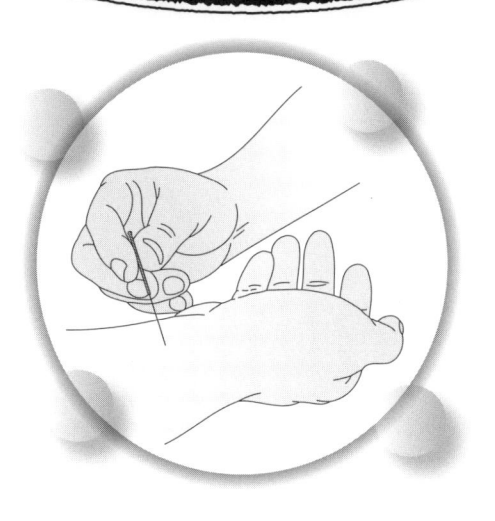

5.1 鍼・灸による治療

　刺法とは鍼具を利用して疾病を治療する一種の操作方法です。体表にある腧穴上に鍼刺，叩撃，瀉血などの処置を施して，治療目的を達成する一切の医療行為です。刺法において，各種鍼具の運用，適合する鍼刺手法の選定という2点が重要です。

　灸の治療では，気血を巡らせ，陰寒を除きます。陽を温め，脈を復し，体調の危機を救い，虚脱した状態を引き締めます。さらに，病気を予防し，健康体を保ちます。

5.1.1 鍼の種類と適応

　『黄帝内経霊枢』では9種類に分類しています。すなわち，鑱鍼（ざんしん）・鋒鍼（ほうしん）・鈹鍼（ひしん）・毫鍼（ごうしん）・員利鍼（えんりしん）・長鍼（ちょうしん）・大鍼（だいしん）・員鍼（えんしん）・鍉鍼（ていしん）・です（**図5.1**，**表5.1**）。

図5.1　鍼の種類と適応

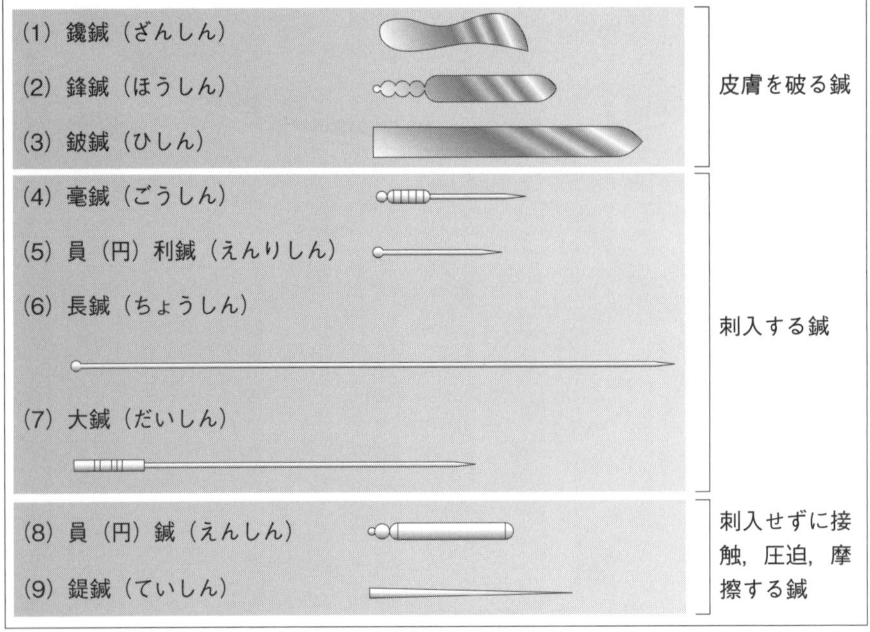

(1) 鑱鍼（ざんしん）	皮膚を破る鍼
(2) 鋒鍼（ほうしん）	
(3) 鈹鍼（ひしん）	
(4) 毫鍼（ごうしん）	刺入する鍼
(5) 員（円）利鍼（えんりしん）	
(6) 長鍼（ちょうしん）	
(7) 大鍼（だいしん）	
(8) 員（円）鍼（えんしん）	刺入せずに接触，圧迫，摩擦する鍼
(9) 鍉鍼（ていしん）	

表 5.1 鍼の種類

鍼	よみ	使用法
鑱鍼	ざんしん	鍼頭が大きく鏃に似て，体表の邪熱を瀉す場合に用いられる。
鋒鍼	ほうしん	鋭利な刃が三面にあり，痼疾（いつまでも治らない病気）を治療する場合に用いられる。
鈹鍼	ひしん	鍼先が剣鋒のようで，切開排膿に用いられる。
毫鍼	ごうしん	鍼先が非常に細く，真気を養い，痛みのある痺病を治療する場合に用いられる。
員利鍼（円利鍼）	えんりしん	馬の尾の毛のように太く，鍼先は円く鋭く，中間部分はわずかに太く，急性の邪気を除く場合に用いられる。
長鍼	ちょうしん	鍼先は鋭く，中間部分は薄く，深部の慢性の痺病を治療する場合に用いられる。
大鍼	だいしん	鍼先は杖のようで，先端はかすかに丸く，関節の過剰な水分を除く場合に用いられる。
員鍼（円鍼）	えんしん	卵形で，肌肉が会合する部分である分肉を丸い鍼先であん摩するように用いられる。分肉の邪気を瀉す効果がある。
鍉鍼	ていしん	鍼先が黍や粟のように円くなっていて，少し先鋭であり，経脈を按ずるようにして気血を流通させるように用いられる。

5.1.2 刺法（図5.2）

1）体位

鍼を刺しやすいように，仰向け（仰臥位），うつ伏せ（腹臥位），横向き（側臥位）になります。部位によっては，開口させたり，閉口させたりもします。

2）角度

直刺：一般的な鍼刺方向であり，90度の垂直をもって刺す場合です。毫鍼による補瀉手法，三稜鍼による点刺，火鍼での速刺速出，皮膚鍼による叩打などの場合，筋肉の充実した部位の腧穴に対して適応されます。

斜刺：45度に傾斜して刺し入れる方法です。毫鍼による順逆の補瀉，風池・鳩尾などの腧穴に対して適応されます。

横刺：鍼身を15～25度横にして刺し入れる方法です。一般に頭部の肌肉の浅い腧穴（百会・陽白・攅竹など），皮下鍼を用いる場合などに適応

図5.2 刺法・角度

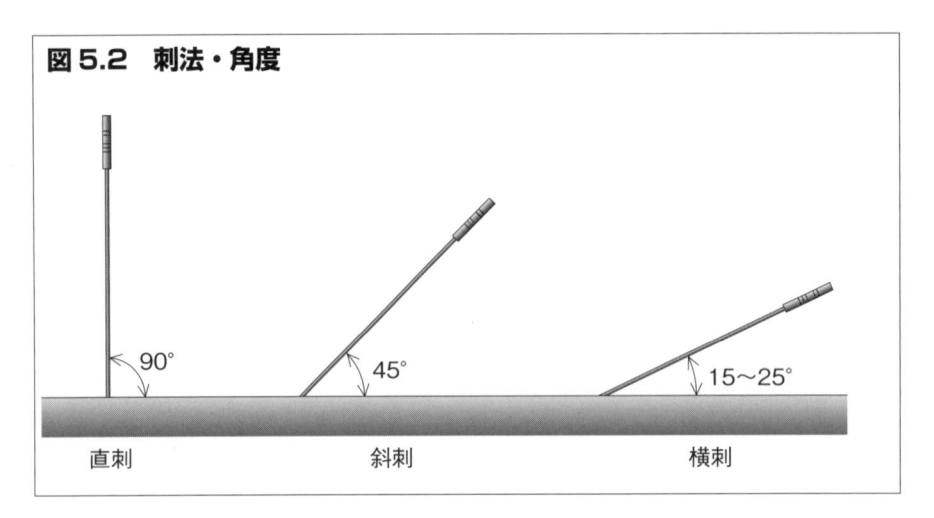

90° 直刺　　45° 斜刺　　15〜25° 横刺

されます。

3）鍼刺の順序

上下：上実下虚（上部が実で下部が虚）の場合には，上から下に鍼刺を行い，血気の下行を導く必要があります。逆に上虚下実（上部が虚で下部が実）の場合には，下から上に鍼刺し，気血の上昇を図る必要があります。

陰陽：陽虚陰盛の場合には，まず温陽の腧穴を取って鍼刺し，次に瀉陰の腧穴を取ります。陰虚陽盛の場合には，まず滋陰の穴位に鍼刺し，次に瀉陽の穴位に刺す必要があります。

同一経脈：同一経脈上の複数の腧穴に鍼刺する場合，補瀉により異なります。補法においては，経脈の流れに応じながら鍼刺します。瀉法においては，経脈の流れと逆方向に鍼刺しなければなりません。

4）鍼刺の深さ

部位：四肢内側は筋肉が厚いので，深く刺します。
　四肢外側は皮肉が薄いので，浅く刺します。
　胸背部は心肺が存在するので，浅く刺します。
　腰腹部は比較的脂肪が多いので，深く刺します。
　頭・顔は諸陽が会するところで，皮膚が薄いので，浅く刺します。

体質：年齢でみると，老人・幼児には浅く，青年・壮年には深く刺します。
　性別では，婦人には浅く，男子には深く刺します。
　体形では，やせ型には浅く，肥満型には深く刺します。

気血では，気虚・血虚には浅く，気血充実には深く刺します。

病情：病型としては，虚証・熱証には浅く，実証・寒証には深く刺します。病位としては，病邪のある部位（皮→肉→筋→骨の順に深くなる）に的確に鍼刺しなければ効果が期待できないとされます。浅すぎても深すぎてもいけないのです。

5）刺法の適応

次第に適応範囲が拡大してきています（**表5.2**）。梅毒・急性高熱症・外傷出血・骨折・寄生虫病などのある種の伝染病などに対しては効果をもちません。

表5.2 刺法の適応

対応する診療科	適応疾病
内科	各種疼痛疾患・麻痺・胃腸病・喘息・不眠症・精神疾患・遺尿など
小児科	てんかん発作・貧血症・小児麻痺など
婦人科	月経痛・月経不順・帯下・陰核肥大および子宮下垂など
他科	顔面麻痺・歯痛・聴覚障害・言語障害・眼球充血・喉頭結核・喉頭梅毒など

6）刺法の禁忌

部位の禁忌：重要な臓器のある場所／重要な血管のある場所。

腧穴の禁忌：実際には部位の禁忌の基礎上に生じるものです。古代文献に禁忌穴が経験的教訓として記載されていますが，近年，鍼具の改善，解剖学的知識が向上することにより以前より危険性が低下したといえます。つまり，禁鍼の腧穴は絶対的なものとみる必要はありません。

禁鍼穴：神庭（図3.22）・脳戸（図3.22）・顖会（図3.22）・玉枕（図3.16）・絡却（図3.16）・承霊（図3.20）・顱息（図3.19）・角孫（図3.19）・承泣（図3.12）・神道（図3.22）・霊台（図3.22）・膻中（図3.23）・手の五里（図3.11）・青霊（図3.14）・神闕（図3.23）・横骨（図3.17）・箕門（図3.13）・承筋（図3.16）・水分（図3.23）・会陰（図3.23）・乳中（図3.12）・三陽絡（図3.19）・急脈（図3.21）

妊婦の禁鍼穴：合谷（図3.11）・三陰交（図3.13）・欠盆（図3.12）・腹部

およひ腰尻などの腧穴

その他：女子の石門（図3.23）

臨時状況の禁忌：性交の前後・酒酔の前後・怒りの前後・疲労の前後・飽食の前後・空腹・渇する・驚きと恐れ・乗車後・遠路歩行後など。

特殊病理上の禁忌：五奪（一奪：形肉を奪われる，二奪：大奪血，三奪：大発汗，四奪：大泄，五奪：初産および大出血），五逆（一逆：腹脹，身熱，脈大，二逆：腹鳴満腹，四肢清泄，脈大，三逆：鼻血止まらず，脈大，四逆：咳で漏血（小便に血が混じる），脱形（羸痩で体形が変わる），脈小で力がある，五逆：咳で脱形，身熱，脈小）

東洋医学コラム　日本鍼と中国鍼はどのように違いますか？

日本鍼は，一般に細く，杉山和一（1610-1694）が開発した管鍼法を利用するのが特徴です。鍼を2mmくらい出す程度の鍼管に鍼を入れ，一方の手（押手）で刺す腧穴を固定し，他の手（刺手）の指で鍼を弾き入れます。このような切皮の後，2本の指で固定して，さらに鍼を回しながら刺し入れます（捻鍼）。浅鍼といって，皮膚の真皮まで刺す治療で効果を得ることができます。深鍼といって筋肉まで刺すこともあり，10cmを超える場合もあります。

中国鍼は日本鍼より太く長く，柄には龍頭が付いているので，鍼管を使うことができません。日本鍼のように捻鍼しながら刺すのではなく，押しながら鍼を進めるようにします。鍼は患者が一種異常な感覚，たとえば，むずがゆい，腫れぼったい感じなどが得られるまで深く刺します。極端に長い鍼では30cmを越えるものもあります。

5.1.3　刺鍼法

1）毫鍼

刺鍼姿勢

鍼を持つ手（通常右手）を刺手，反対の手を押手といいます。押手の母指と示指で鍼を刺す部位の皮膚を張り，刺手で鍼を持ち，鍼刺部位に固定して鍼を刺入します。日本では管鍼法といって，鍼管が支えとなるので，鍼管から数mm出ている鍼を示指でトントンと叩き，皮内に鍼を入れま

す（これを切皮といいます）。そして，鍼管を刺手の母指と示指で引き上げて外し，押手の母指と示指で鍼を支えます（**図5.3**）。次に治療に必要な深さまで，刺手の母指と示指で鍼を持って押し進めます（**図5.4**）。

①基本的手法

進鍼：動作を敏速に行い，過度の捻転を行わず，一突きで表皮を刺すことが必要です。

捻転：一定の深さまで鍼を刺した後に行う運鍼の一種です。母指と示指で鍼をひねりながら一進一退させ，鍼を180度近く回転させるものです。

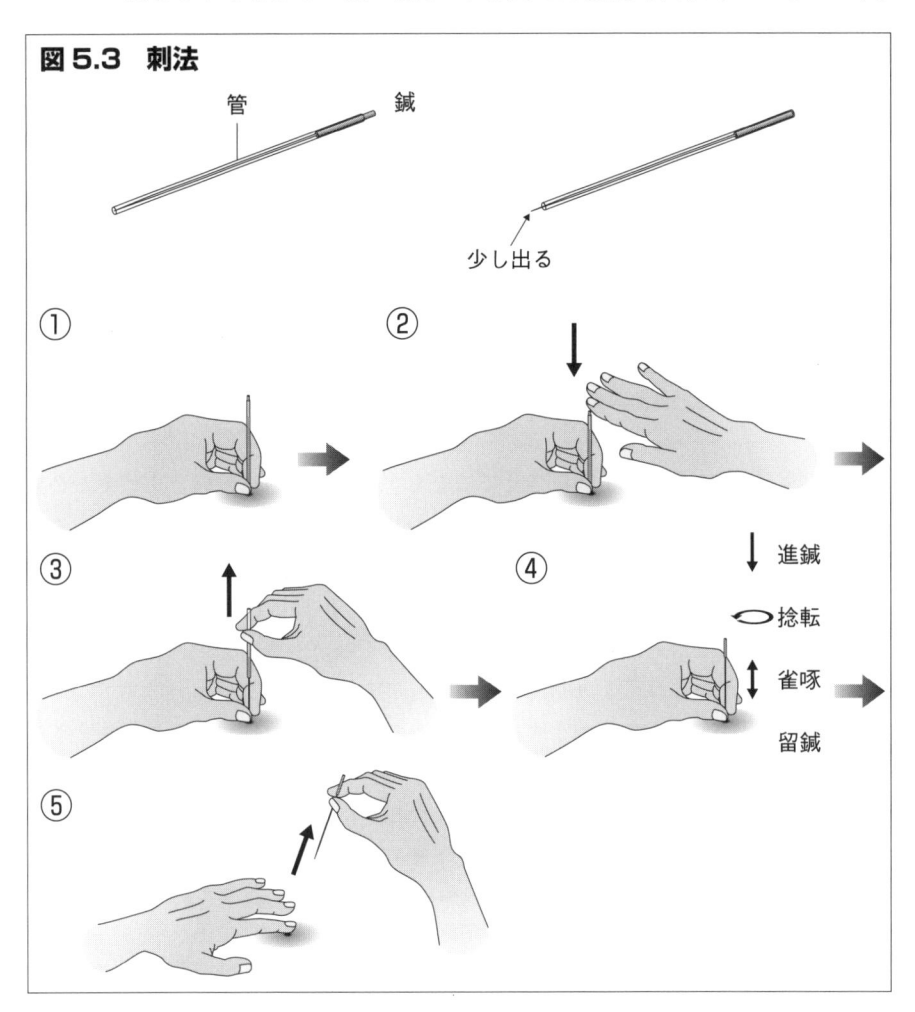

図5.3　刺法

図5.4 刺鍼法：豪鍼

基本的手法

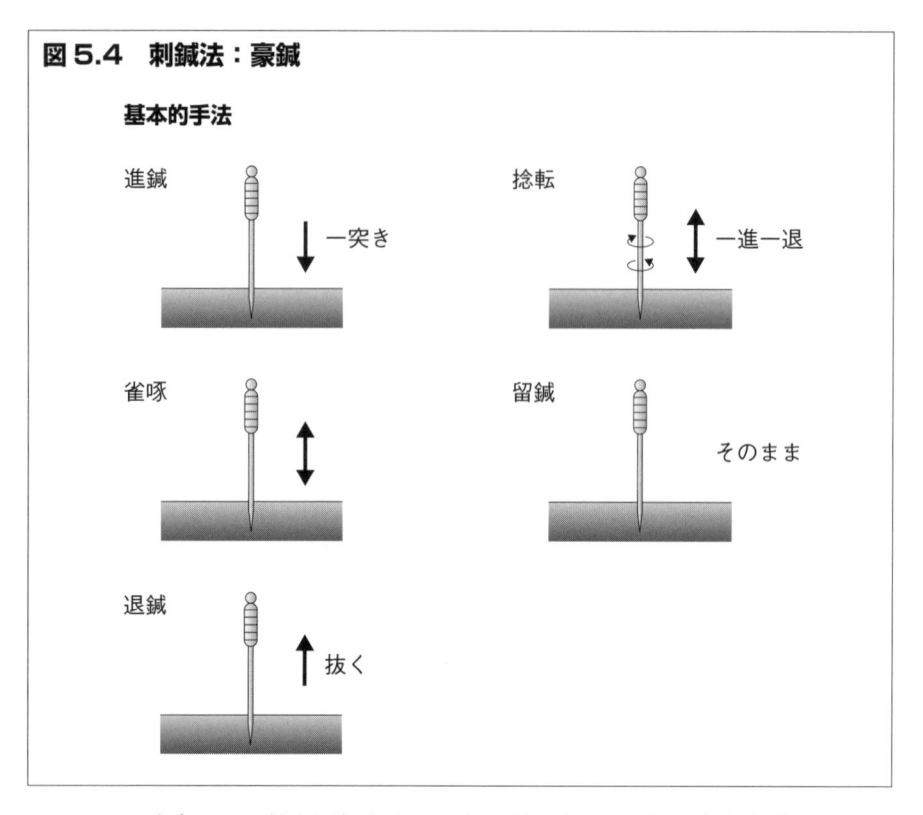

進鍼　一突き
捻転　一進一退
雀啄
留鍼　そのまま
退鍼　抜く

一方向にのみ鍼を回転させてはならず，交互に回転の向きを替える必要があります。回転させる時の指力の強弱により補瀉の作用を起こすことが可能です。

雀啄（じゃくたく）：運鍼の一種です。鍼をもち上げたり，刺し込んだりする動作をくり返します。上げ下げの幅は3〜5分くらいが適当です。上下させる時の指力の強弱により補瀉の作用を起こすことが可能です。

留鍼：鍼を留めて動かさずにおくものです。時間の長短に応じてさまざまな補瀉作用を起こすことが可能です。

退鍼：鍼を抜き出すことです。補瀉の要求に応じて速度を加減します。この場合，補瀉にかかわらず，皮下まで鍼を抜き出した後に少し時間をおいてから抜き取るようにします。出血と抜去後の疼痛を軽減するためです。

②補助的手法

循法：鍼を打った後も経気が至らず，鍼下に反応がない時に，経気の運行を促すために用いる方法です。この際，経脈の循行方向を見極めて，その方向に沿って軽く上下に押すように操作します。経脈中の気血の流通を促し，刺鍼が気を得るのを早める効果があります。

摂法：刺鍼時に鍼下に渋滞を覚え，退鍼が困難な場合に，気血を盛んにし，病邪を駆逐するために用います。刺鍼した腧穴が含まれる経絡付近で，経に逆らって強く圧し，気血を散じさせ，邪気をも同時に散じさせれば，鍼下が軟らかくなり，容易に抜き取ることができます。

弾法：留鍼における補法です。指で軽く鍼尾を弾き，鍼尖をわずかに振動させると，補法の補助になります。

揺法：2つの異なる作用があります。1つは，開閉補瀉法の中の瀉法と結合して用い，退鍼時に鍼孔を揺らせて邪気を排泄することです。2つ目は，気血を盛んにすることにあり，留鍼時によく用いられます。

③候気手法

刺鍼は気を得てこそ効果を生みます。気を得た手応えとして，患者側としてはだるさ・しびれ・腫れぼったい感じ・重たい感じを覚えることであ

🌿 東洋医学コラム　得気がないと効果が得られないのでしょうか？

そんなこともありません。得気とは，古典にいう「気至る」ことです。術者の得気とは，刺した鍼をもっているときに，餌に魚が食いついたような手応えを感じることです。患者の得気とは，鍼を刺したときに一種の異様な感覚，たとえば，腫れぼったい，むずがゆい感じなど，いわゆる「響き」を感じることです。この両者の得気は，必ずしも一致しません。鍼を浅く刺した状態でも，術者は得気を感じることがあります。この時には，まだ患者は得気を感じないことも多いのです。この段階で治療効果が得られることも十分あります。さらに深く，あるいは刺激量を増加させることで患者も得気を感じやすくなります。つまり，患者が得気を感じるには，術者が感じるよりも，刺激量が多いことになります。患者も得気を感じることが一概に重要とはいえません。効果と得気過度による不快感の境界を明確にすることも難しいことがあります。また，皮内鍼や灸には，普通，得気はありませんが，十分効果があります。

り，医療者側としては鍼下に重いひきしまった感じを覚えます。これを得気とよんでいます。この気を得ない時に，しかるべき手法を用いて経気の運行を促さなければなりません。これを候気あるいは催気手法といいます。経気が至らない原因としては，取穴が不正確で腧穴に鍼が刺されていない，経気が不足していることが考えられます。各々，適切に取穴する，あるいは雀啄，捻転などを用いて候気します。

④補瀉手法（**図5.5**）

徐疾補瀉：補法では進鍼時にゆっくり（徐），退鍼時に速く（疾），瀉法では進鍼時に速く，退鍼時にゆっくりとします。

雀啄補瀉：雀啄時の補瀉の区別です。補法では力を入れて速く刺しこみ，軽くゆっくりもち上げます。瀉法では力を入れずゆっくり刺しこみ，力を入れてかつ速くもち上げます。

捻転補瀉：左右に回転させる場合の力の軽重で補瀉を区別します。手三陽経・足三陰経・任脈では，補法なら右回転に力を入れ，瀉法なら左回転に力を入れます。手三陰経・足三陽経・督脈では，補法なら左回転に力を入れ，瀉法なら右回転に力を入れます。

迎随補瀉（げいずい）：経脈の走行方向の順逆により補瀉を行うものです。迎随とは，「迎えて之を奪うを瀉となし，随って之を済すを補となす」の原則によっています。方法は2つあります。鍼芒（鍼尖）の順逆では，鍼を斜刺あるいは横刺することにより，経脈と同方向に鍼を進める場合が補，逆に経脈の方向と反対方向に鍼を進める場合が瀉です。取穴の順逆では，経脈の走る方向に穴位を取って鍼を進める場合が補，経脈の方向と逆に穴位を取って鍼を進める場合が瀉です。

開閉補瀉：鍼を引き抜いた後，揉むか否か，鍼穴を開けたままにするか否かにより補瀉を行うものです。瀉法においては，揺さぶりながら引き出す揺法を併用し，鍼穴を大きく開けたままにします。補法においては，鍼をすみやかに引き抜き，鍼が皮膚の表面を離れるやいなや手で鍼穴を塞ぎ，数回揉んで穴をつぶし，気が外に出ないようにします。雀啄，徐疾などと併用されます。

納支補瀉：経脈の納支の時刻により補瀉を分けるものです。経気が大いに盛んで気を迎えて鍼を入れるものが瀉法です。経気がすでに衰え，気が去るのに乗じて鍼を入れるものが補法です。納支の時刻は経脈の正気の

図5.5 補瀉

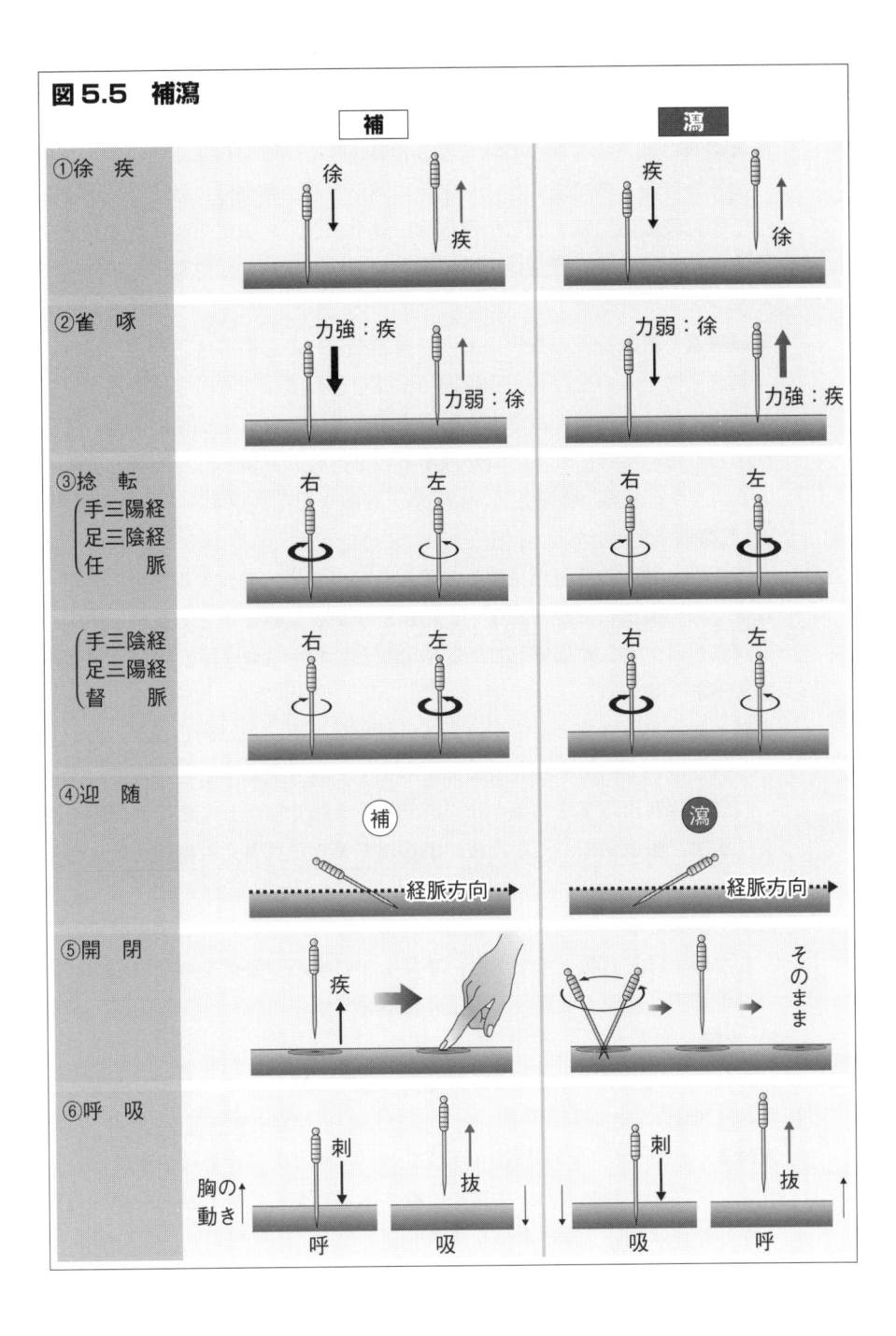

	補	瀉
①徐 疾	徐↓ 疾↑	疾↓ 徐↑
②雀 啄	力強：疾↓ 力弱：徐↑	力弱：徐↓ 力強：疾↑
③捻 転 （手三陽経 　足三陰経 　任　脈）	右／左	右／左
（手三陰経 　足三陽経 　督　脈）	右／左	右／左
④迎 随	㊜補　経脈方向 →	㊜瀉　経脈方向 →
⑤開 閉	疾↑ → (指で押さえる)	(回して抜く) → そのまま
⑥呼 吸	刺↓ 呼／抜↑ 吸 胸の動き↑ ↓	刺↓ 吸／抜↑ 呼

盛衰に応じて生じるため，本法は雀啄，徐疾などと併用して，経絡臓器の気の虚実に応じて用います。

呼吸補瀉：鍼の抜きさしの時間と患者の呼吸を結びつけることによって補瀉を分けるものです。呼気終末時に鍼を刺し，呼気時に鍼を抜くのが補です。吸気時に鍼を刺し，呼気時に鍼を引き，呼気終末時に鍼を抜き取るものが瀉です。呼気終末時に鍼を刺し，吸気時に鍼を抜くものが補です。

留鍼補瀉：置鍼時間の長短によって補瀉を分けるものです。補法では，刺鍼後気の至るのを待ち，長時間の捻転を行わずにすぐ引き抜きます。置鍼時に弾法を併用することもあります。瀉法では，気がすでに至っても久しく留めて抜出せず，気が散ずるのを待ち，置鍼時にくり返し捻転を行います。徐疾，雀啄あるいは捻転，迎随などを併用するのもよいです。

2) 三稜鍼

古代の九鍼中の鋒鍼が発展してできたものです。瀉血する場合に使用されるため，瀉法に限定されます。絡脈が塞がって瘀血が通じない，陰陽の気が塞がって邪気が偏盛している場合などに利用されます。主に2種類の方法があります。

点刺：血を出す必要のある部位あるいは絡脈にすばやく刺し込み，ただちに引き抜いて出血する程度にとどめます。鍼穴を塞ぐ必要はなく，黒色の血が流れ出るままにまかせ，刺部近くを軽く圧迫して瘀血の排除を助けます。瘀血が出つくした後，消毒綿で鍼穴を押さえ数回揉めば止血します。

散刺：癰腫あるいは流火（下腿部の丹毒）などに用いられます。発赤腫脹した部位に左右数ヵ所を刺し，手で上下に揉んで瘀血を押し出し，紅腫をすばやく消失させます。虚証には禁忌です。

3) 火鍼

古代の焠鍼です。痺症あるいは癰疽（悪性の腫れもの）などの治療に用いられます。

深刺法：癰疽・リンパ節腫脹・下肢リンパ水腫などの疾患の治療に適します。すばやく刺し入れ，すばやく抜き出し，すぐに綿で鍼穴を押さえます。動作は機敏でなければなりません。

浅刺法：麻痺症に用いることが最も多いのですが，頑癬（たむし）などの

図 5.6　温鍼

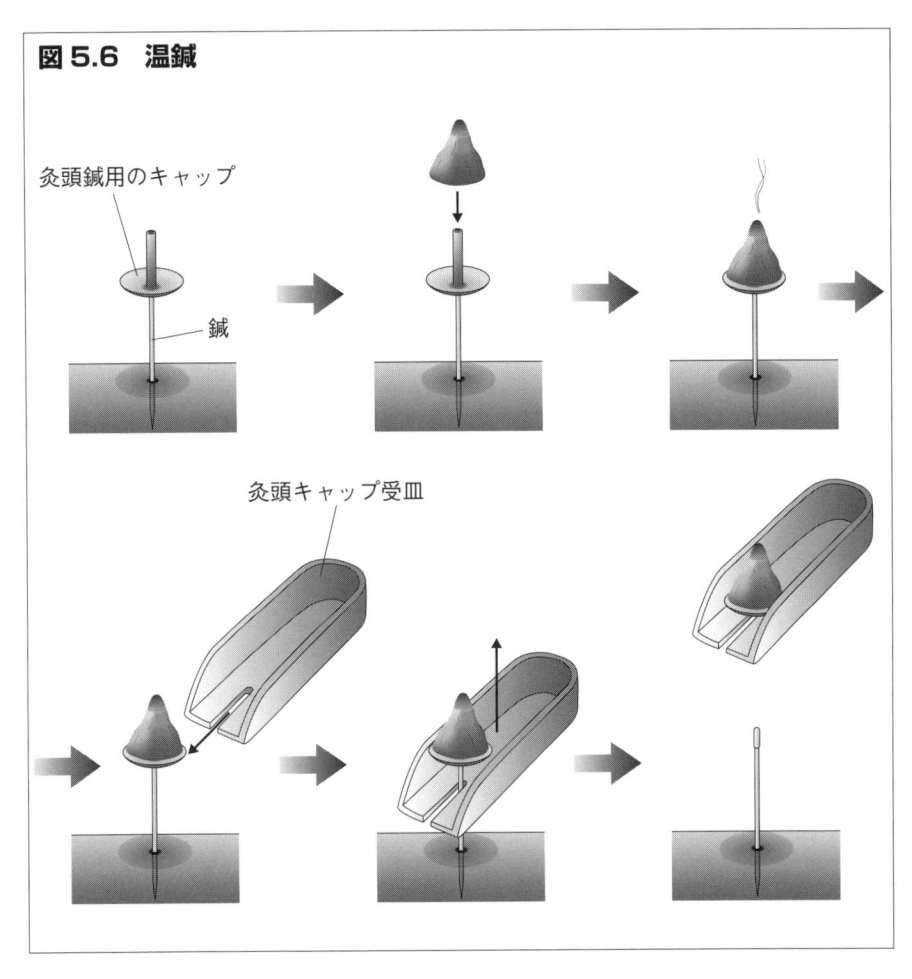

皮膚病にも応用されます。軽く皮膚の表面に叩刺（たたいて刺し込む）します。一般の痺痛症あるいは皮膚のしびれなどでは単鍼でよいですが，頑癬では多鍼がよいです。

4) 温鍼

刺鍼の上，鍼尾にもぐさ（艾）を燃やす手法を結合させて，火力で経脈を温通させ，気血を巡らせることにより，一切の経絡不通の疾病を治療するものです（**図 5.6**）。毫鍼刺法の補助的手法ともいえます。灸法に含めることはありません。適応範囲としては，脳卒中後遺症による運動まひ，しびれ，関節痛などがあります。

5) 小児鍼・接触鍼・皮膚鍼

　手首をリズミカルに上下動させて，鍼先を皮膚に軽く接触させたり，あるいは皮膚をごく浅く刺したりする治療方法です。成人にも用いられますが，わが国での対象は，主に乳幼児です。

　乳幼児では，摩擦鍼，接触鍼が用いられます。最初は，肩背部の擦過，接触からはじめて，次に頭部，頸部，四肢，胸腹部へと移動していきます。適応は，自律神経系の未発達や精神的不安定による夜驚症，睡眠障害，チック，行動異常，夜尿症などです。

　成人では集毛鍼が用いられます。これは皮膚鍼ともよばれます。中国では，蓮の実の頭のような形をした鍼体に数枚の小鍼を取り付けたものを使います。5枚取り付けたものを梅花鍼，7枚取り付けたものを七星鍼といいます。皮膚・絡脈・経脈・臓腑の相関関係があるため，皮膚表面に限らず内臓疾患に関しても効果を期待できます。内臓疾患については，一般に足太陽膀胱経に属する五臓六腑の腧穴を主とし，さらに四肢膝肘より末梢の各臓腑の経脈も合わせて加療します。表面局部の疾患については患部付近に施術します。また，叩打の幅と軽重は一定にします。鍼は皮膚面に垂直にします。順序としては，上から下，内から外となります。適応は頭痛・くらみ・肝陽・健忘症・胃痛・腹痛・嘔吐・しゃっくり・しびれ・月経困難・経痛・湿疹・頑癬（たむし）などの若干の皮膚病などです。

6) 皮内鍼

　浅刺臥鍼に用いる小型の鍼具で，顆粒式（日本で創作）とピン式（中国で改良）があります。施術に先立って，左右の経絡の生理機能が対称か否か確認する必要があります。井穴あるいは背兪穴測定法を用いて検査します。

　補法では，埋鍼時に軽く行い，埋鍼期間を比較的短くします。瀉法では，埋鍼時にやや重く行い，埋鍼期間をやや長めにします。埋鍼期間は通常1～2日，長くても4～5日です。適応は，痺痛・頭痛・腰痛・胃痛・月経不順・遺精・頻尿などです。

7) 耳鍼療法

　古典には，耳と体全体とは密接な関係があると記載されています。経絡でみると，手足の三陽経はすべて耳につながり，陰経は別の経絡を通って陽経に合し，耳部と気を通じます。手の厥陰経の別の支脈は耳後に出て，

図 5.7 小児鍼・接触鍼・皮膚鍼

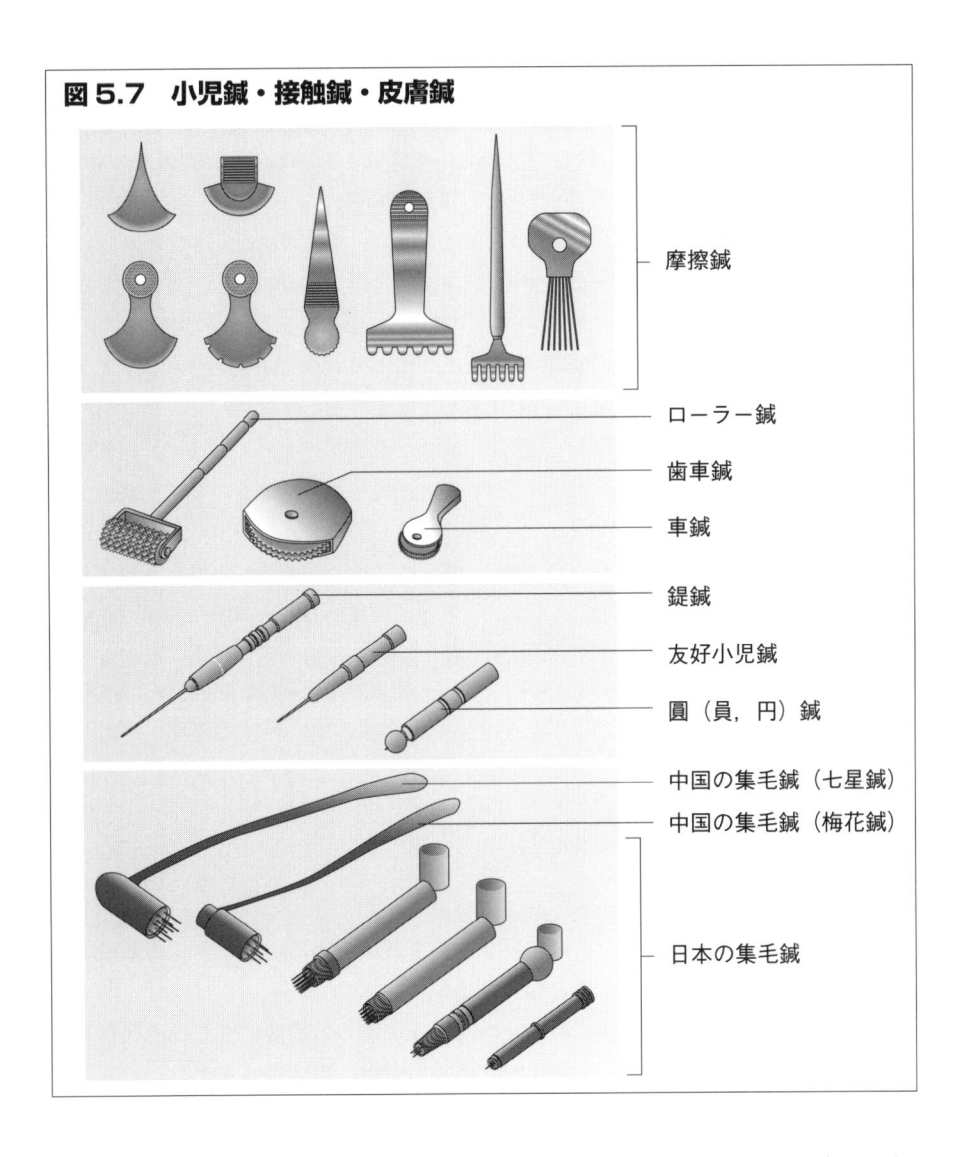

- 摩擦鍼
- ローラー鍼
- 歯車鍼
- 車鍼
- 鍉鍼
- 友好小児鍼
- 圓（員，円）鍼
- 中国の集毛鍼（七星鍼）
- 中国の集毛鍼（梅花鍼）
- 日本の集毛鍼

手の少陽と合します。経脈の細い分支は絡脈となります。このように，経絡の関係を通じて，内部の病痛は外耳に反応が現れます。このため，そのような部位に鍼を刺せば，内部の病痛を治すことができるのです。また，絡脈の別の支脈の分布は左右に交差しているため，耳部を検査する場合には交差して現れる反応に注意が必要です。

> **東洋医学コラム** **鍼麻酔は本当に効くのですか？**
>
> 鍼麻酔は，1958年に中国の上海において，扁桃腺摘出術後，疼痛によって食事がとれない患者の合谷（図3.11）に置鍼したところ，ただちに食事が可能となったことから研究されはじめました。1972年，ニクソン大統領訪中の機会にマスコミを通じて世界に知れ渡ることになりました。鍼麻酔の普及は急速にすすみ，施設によっては，全手術例の80〜90％に行われることもありました。診療科としては，耳鼻咽喉科，脳神経外科，消化器外科，胸部外科におよびました。しかし，現在は鍼麻酔の応用は厳選されるようになり，手術実施例の20％程度のこともあるようになりました。その反面，成功率は非常に高くなったとされています。たとえば，虫垂切除術では97.3％，子宮全摘出術では84.6％，胃切除術では91.3％，腹式帝王切開術では98.4％，などとする報告もあります。日本でも1969年に間中喜雄らによって初めて虫垂切除術が行われています。鍼麻酔では，通常の鍼治療だけでは効果が不十分で，通電療法が併用されることが多いのです。しかし，次第に利用される機会は減少し，近年では西洋の麻酔薬で副作用が強く出る場合，抜歯などの小手術などに限定されてきています。

5.1.4 取穴・配穴・処方

1) 取穴

取穴とは，治療のために必要な一穴を選び決めることです。ある腧穴を探し求める方法を指す場合もあります。

近取法：病変のある部位の経脈の兪穴，すなわち病変部またはその付近に取穴するものです。一般に四肢体表の疾患に用いられます。

遠取法：病変のある部位が属する経脈あるいは臓腑を判別し，その経脈の循行する遠隔部位に取穴するものです。

随症取穴法：疾患に対して臨床経験的に顕著な治療効果を現す腧穴を取るものです。

2) 配穴

配穴は治療のために有効な複数の穴を配合することです。必ず複数個あ

ることになります。

兪募配穴法：五臓六腑には兪穴と募穴があります。兪穴は背部にあって，臓腑の経気が転注されるところです。募穴は腹部にあって臓腑の経気が集まるところです。兪穴は陽に，募穴は陰に属します。兪募相配は陰陽調和であり，臓腑の疾患を治療する場合に適しており，兪穴または募穴のいずれか一方，あるいは両者に取ります。この配穴法は直接関与する臓腑ばかりでなく，臓腑と関係する器官の疾患にも効果が期待できます。

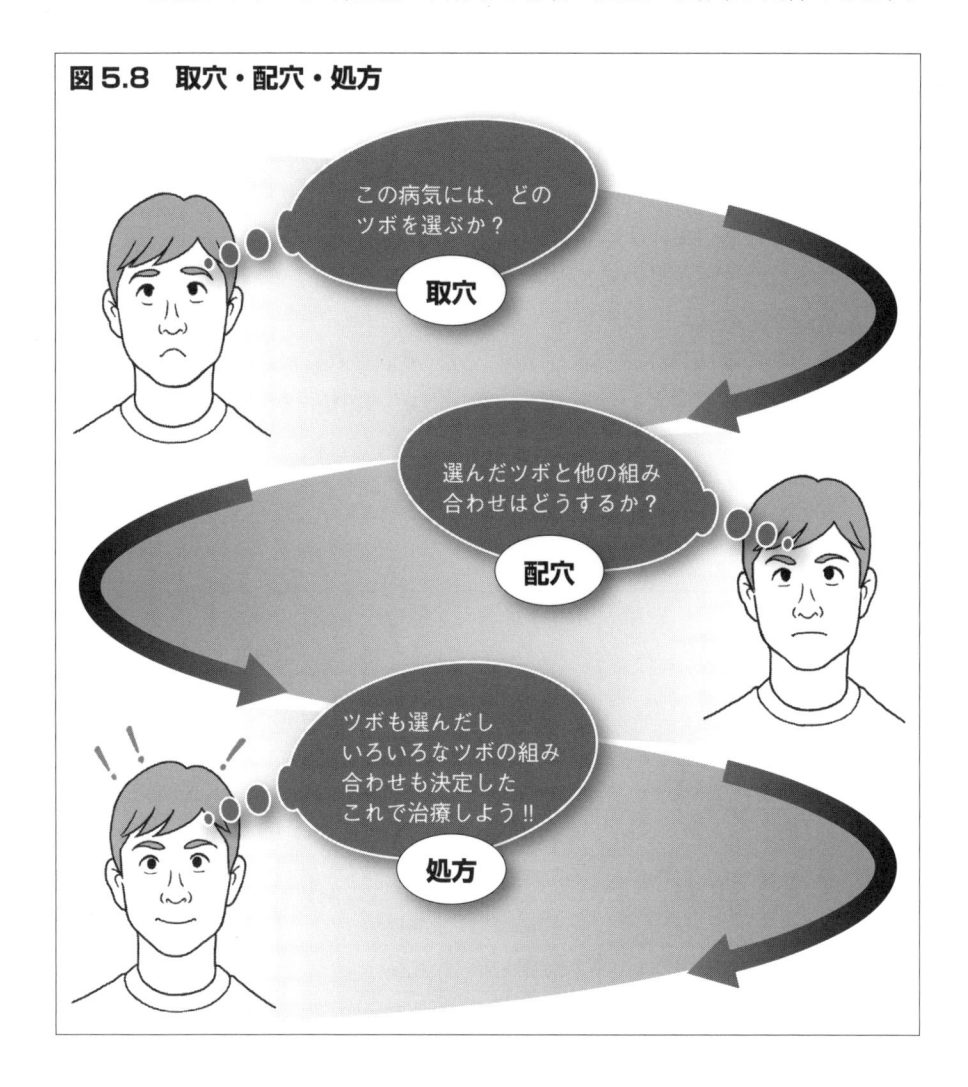

図5.8　取穴・配穴・処方

この病気には、どのツボを選ぶか？
取穴

選んだツボと他の組み合わせはどうするか？
配穴

ツボも選んだし
いろいろなツボの組み
合わせも決定した
これで治療しよう!!
処方

表裏配穴法：五臓六腑が属する手足の三陰三陽経脈はすべて表裏に配列されており，この表裏関係にもとづいてつくり出された配穴法です。他には，本経の原穴と相表裏する経脈の絡穴とを配合して用いる原絡配穴法があります。これは本経の原穴を治療の主穴となし，表裏経の経穴を客穴とするので，主客配穴法ともいいます。

五兪配穴法：十二経は四肢の膝あるいは肘より末梢側に井・榮(せい)・兪・経・合の五穴，十二経で計六十穴を有します。患者の症状から疾患が十二経脈のいずれに属すかを総合的に判別し，次に主な病状に関する治療として，その経脈の五兪穴を選択します。心下満なら井穴，身熱なら榮穴，体重節痛なら兪穴，咳嗽・寒熱なら経穴，逆気して泄する場合なら合穴を選択します。この他，五兪穴を五行に配当させ，『難経』による「虚なればその母を補し，実なればその子を瀉す」の原則にあてはめると，子母補瀉の配穴法になります。ここにおける子母とは，疾患が属する本経における子母の穴と本経に対して子母に相当する経脈の中での子母に相当する穴の2つが候補となります。

八脈配穴法：四肢にある以下の八穴は，それぞれ奇経八脈に通じています。これを八総穴といいます。また，奇経八脈中，2組ごとに会合部をもちます。

これらの会合部での病症には，八穴中で奇経と交会している穴位と配合して応用することができます。

表5.3 八総穴

2穴の組	腧穴	よみ	属する経脈	関係する奇経	奇経の会合部（対象となる病変部位）
1	内関	ないかん	手厥陰心包経	陰維脈	心・胸・胃
	公孫	こうそん	足太陰脾経	衝脈	
2	外関	がいかん	手少陽三焦経	陽維脈	内眼角・頸・項・耳・肩膊・小腸・膀胱
	臨泣	りんきゅう	足少陽胆経	帯脈	
3	後渓	こうけい	手太陽小腸経	督脈	外眼角・耳後・頬・頸・肩
	申脈	しんみゃく	足太陽膀胱経	陽蹻脈	
4	列欠	れつけつ	手太陰肺経	任脈	肺・咽喉頭・胸膈
	照海	しょうかい	足少陰腎経	陰蹻脈	

郄会配穴法：全身に16あり，人体の気血が深集する郄穴（げき）と，臓・腑・骨・血・脈・気・髄の8つの部分をさす会穴は経穴中の要穴です。郄穴は急性疾患に対して有効な腧穴です。会穴は古典的には熱がある場合に有効とされていましたが，近年では熱にかかわらず，病状があれば有効と考えられています。この郄穴と会穴を組み合わせて用いる配穴法です。

四季に応じた配穴：春は散腧（経脈の腧穴）と分理（筋肉と筋肉のつなぎ目の皮膚表面）に，夏は絡腧（絡脈末梢部の腧穴）に，秋は皮膚と循理（筋肉と筋肉のつなぎ目の筋肉表面）に，冬は腧竅（腧穴の深い部分にあるもの）を選定します。四季に応じた腧穴に鍼刺しない場合には障害が出現します。本来の季節に合致しない腧穴に鍼刺すると，まずその腧穴に対応する臓気が損傷され，さらに他の臓気にもさまざまな悪影響をおよぼします。

3）処方

処方は取穴，配穴によって，実際の患者に施術するために最終的に決定された腧穴です。取穴のみによって1個の腧穴のこともあれば，配穴によって複数個の腧穴で構成されることもあります。処方を決定するために腧穴を選ぶことを選穴といったりします。

①補瀉による選穴

「虚するものは其の母を補い，実するものは其の子を瀉す」をもとにし

表5.4　補瀉による選穴

	補法	瀉法
木：肝経	曲線（木経の水穴）・陰谷（水経の水穴）	行間（木経の火穴）・少府（火経の火穴）
火：心経	少衝（火経の木穴）・大敦（木経の木穴）	神門（火経の土穴）・太白（土経の土穴）
土：脾経	大都（土経の火穴）・少府（火経の火穴）	商丘（土経の金穴）・経渠（金経の金穴）
金：肺経	太淵（金経の土穴）・太白（土経の土穴）	尺沢（金経の水穴）・陰谷（水経の水穴）
水：腎経	復留（水経の金穴）・経渠（金経の金穴）	湧泉（水経の木穴）・大敦（木経の木穴）

た方法です。
②一経脈を選択するもの
　疾患の初期あるいは単純な疾患に利用されます。
a) 一穴を選択するもの
　1. 原穴：五臓の疾患
　2. 下合穴：六腑の疾患
　3. 手足末梢部の刺絡：邪気が絡脈にある場合
　4. 絡穴の補瀉：十五別絡の虚実
　5. 郄穴の補瀉：急性劇症の疾患
b) 二穴を選択するもの
　経脈の気血が滞る場合に，経脈の始点と終点の経穴を取ります。
③二経脈を選択するもの
　慢性疾患，複雑な病態を示す疾患に利用されます。
a) 表裏の経脈を用いる：臓腑の疾患，経絡の疾患の場合
b) 手足の同陰，同陽の経脈を用いる：経絡の流注と病変部が肝経する場合
c) 五行の母子関係の経脈を用いる：補瀉による選択の項目を参照
④その他
a) 八脈交会穴を用いる：邪気が奇経八脈にある場合
b) 背兪穴，募穴を用いる：臓腑の疾患の場合
c) 交会穴を用いる：疾患が二経以上にある場合
d) 八会穴，四総穴，特効穴を用いる：適宜利用される

5.1.5　灸の種類と適応

　灸をすえた後，火傷によって永久性の傷跡を残す**瘢痕灸**（はんこんきゅう）と，灸をすえる際に皮膚が赤くなる程度で中止し，傷跡を残さない**無瘢痕灸**とに分類します。どちらにおいても，陰証を主体として，その他に以下の症候を伴うものが適応となります。傷寒の三陰病のような寒化に属するもの，陽気の衰退，慢性疾患，水滞にもとづく病態，手足末端の冷え，手足の麻痺委縮などです（**図5.9**）。

1) 瘢痕灸
　直接皮膚上に灸を施す直接灸と皮膚上に他の薬物などを置き，その上に

図 5.9　灸の種類

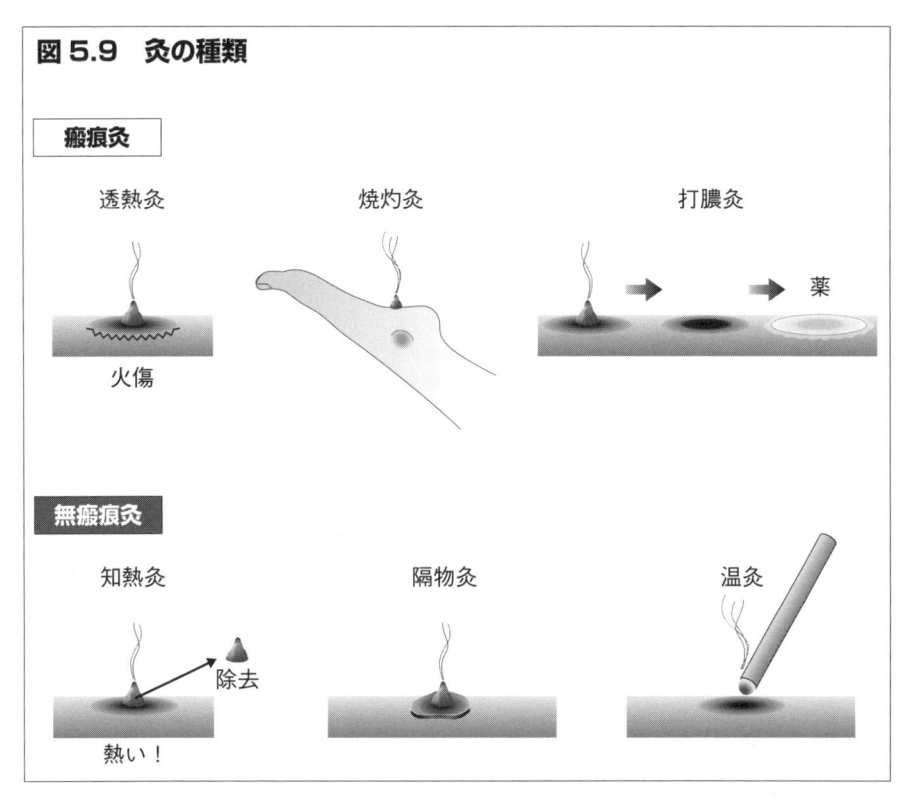

瘢痕灸

透熱灸　　　焼灼灸　　　打膿灸

火傷　　　　　　　　　　→　→ 薬

無瘢痕灸

知熱灸　　　隔物灸　　　温灸

除去

熱い！

灸を施す間接灸とがあります。間接灸に用いるものとしては，生姜，塩，大蒜，附子，豆豉，胡椒などがあります。

透熱灸：本来のお灸といわれるものです。皮膚の上に直接もぐさを置き，線香で火をつけて焼ききります。

焼灼灸：魚の目や胼胝(べんち)（タコ）など角質化した部位にすえるものです。硬くひねったもぐさによって角質化した部位を焼き落とします。

打膿灸：大豆大から指頭大の灸を焼ききった後，その部位に膏薬を塗って故意に化膿させるものです。膿瘍や癰腫に用いられていました。日本では，化膿させることで白血球数を増加させて免疫力を高めることを目的としたりしています。大きな灸痕を残すので，ほとんど行われていません。

2) 無瘢痕灸

瘢痕灸と比べて軽い刺激でよい場合に用いられますが，近年では，美容

上の問題もあり，基本的には無瘢痕灸が用いられます。

知熱灸：患者が熱を感じたら，艾炷（もぐさの塊）を取る方法です。

隔物灸：もぐさの下にものを置いて伝導熱を伝える灸です。下に置くものの薬効成分と温熱刺激を目的とした灸法といえます。下に置くものとしては生姜，塩，大蒜，附子，豆豉，胡椒，ビワの葉，などがあります。

温灸：棒状の灸を患者に近づける，または専用器具を利用して近づけるものです。直接患者に接するものではなく，輻射熱で温める灸です。棒灸といったりもします。

5.1.6 灸法

1) もぐさ（艾）

摘み取ったもぐさの葉を日光でよく乾燥させてから，石臼でついて糸状にし，太い茎を取り除き，ふるいにかけて挟雑物を取り去り，きめの細かい綿毛状のものを取ります。これを艾絨とよびます。もぐさは，時を経たもの，青黄色のもの，綿毛のように十分に柔らかいもの，よく乾き途中で火が消えないものがよいとされます。

2) 禁忌

病理状況：灸は陰を傷つけるので，陰虚陽亢あるいは邪熱が体内で盛んな場合，陰虚の肺病，喀血，吐血，動悸，多夢，遺精，頭痛，感染性発疹症などは禁忌です。

部位：瘢痕灸は顔面には適しません。眼球，乳頭，陰器などの知覚が敏感な部位，妊婦の下腹部・腰部・尻部，重要な筋腱および血管のある部位も禁忌です。

腧穴：『黄帝内経』には18，『鍼灸甲乙経』には24の禁忌穴の記載があります。『明堂経』には記載がありません。清代の『鍼灸集成』には53の記載があります。これは参考にすべきですが，経験的には効果が認められるものもあります。

3) 施術

補瀉法：量・質とも熱を大きく伝える場合は瀉となり，小さく伝える場合は補となります。補法では火を吹かず，自然に火が消えるのを待ちます。瀉法では速く火を吹いてもぐさに伝えてその穴を開けます。もぐさの量，皮膚との密着度，回数なども関係してきます。

施灸の基準：円錐形のもぐさの塊を艾炷（がいちゅう）といい，艾炷1つを一壮といいます。施灸量は艾炷の大きさと灸壮の多少に関係します。

施灸の順序：一般的には，刺法と同じく上から下へ，背から腹へ，頭身から手足への順序となります。

5.1.7 鍼・灸治療の概略

1）治療の原則

①偏勝の調節

鍼灸が疾患を治癒させる根拠として，陰陽の調和と**扶正祛邪**（ふせいきょじゃ）（正気を助け，邪を除く）が挙げられます。腧穴に刺鍼することの影響を通して経絡と気血の滞りを良くし，臓腑を順調にさせ，陰陽を平衡状態にします。つまり，鍼灸には正気を支え，邪気を除く作用があるため，経穴に刺鍼することにより疾病に対する抵抗力を生み出し，気血を調和させ，疾病を治癒させることができるのです。

②八法

補瀉は東洋医学において最も基本的な治療法です。これはさらに汗・下・温・清（冷ます）・補・泄（滞りを通じさせる）・和（半表半裏の病変の解消，鬱滞の解消）・散（腫瘍の解除）の八法に分類されます。これら八種の法則はすべて邪気を除き，正気を補佐するもので，陰陽の偏りを調整します。

③標本の弁別

治本法，治標法，兼治法があります。急病を先に治し緩病を後で治す，外感を先に治し雑病を後で治すということが一般的法則ですが，特殊な状況においては臨機応変に構えることが重要です。

④主次の掌握

治療時には広い視野から全面的に考えることが必要ですが，疾病の重症度，主症状と付随症状を区別しなければならず，両者を同じ比重でみてはいけません。

2）基本的方法

八綱分類（3.1 参照）にもとづいて治療法の概略を説明します。

表：浅刺・少灸がよいです。表熱には浅刺・疾出，表寒には浅刺・置鍼とします。

裏：深く刺してよいです。裏熱には瀉法を行い，灸は禁忌です。裏寒には

補法・施灸とします。

虚：虚寒には少鍼・多灸・補法，虚熱には多鍼・少灸・補法とします。

実：表実には浅刺・瀉法・少灸，裏実には深刺・瀉法・少灸とします。

寒：深刺・久置（長時間鍼を刺したままにすること）とします。多灸としてもよいです。

熱：浅刺・疾出を行い，灸は禁忌です。刺絡もよいです。

5.1.8 副作用

以下に鍼治療時に起こりうる副作用をまとめます。

表 5.5 鍼治療の副作用

種類	理由
自律神経反射	鍼，灸の刺激が強いと，悪心・嘔吐・めまい・失神などが起こることがある。
出血	太目の血管に誤って刺すと出血を起こす。出血性素因をもつ患者には注意が必要。
火傷	灸が強すぎると発生。治療法として火傷を発生させる場合もあるが，近年は行わないことが多い。
気胸	胸部への鍼刺によって発生することがある。腹部臓器にも損傷をきたす場合がある。
神経損傷	顔面など，神経走行部位が浅い場合には注意が必要。
感染	近年は1回で使い切るディスポーザブルの鍼を用いるため，肝炎などの心配は減少した。しかし操作の清潔性は重要。不潔操作により皮膚感染症を起こす場合がある。
折鍼	施術中に刺入している鍼が折れて，体内に迷入することがある。
抜鍼困難	筋収縮，組織のからまり，鍼の曲がりなどで抜鍼が困難となることがある。
皮膚反応	じん麻疹，発赤，異常感覚がみられることがある。
発熱・疲労感	鍼，灸の刺激過剰によって生じることがある。

5.1.9 主要症候に対する治療

いろいろな症候がありますが，東洋医学的な診察にもとづいて，虚実・寒熱・表裏・臓腑の状態を把握します。患者がもつ全体的な病態と主訴としている症状が別のこともあります。各患者の病態に合わせて，総合的に偏勝の病態を中庸に戻すことになります。以下の項目では各種症候によく用いられる腧穴を示します。特に虚実に対する治療が重要です。経穴を探りながら，膨隆・陥凹・弛緩・硬直・冷え・熱・粘性・滑性などの特徴をとらえて経穴の虚実を判断し，治療すべき腧穴を選びます。

1) 緊張型頭痛

病態：筋の緊張によって，締め付けられるような痛みが生じるものです。ストレスなどと関連します。

処方：天柱（図 3.16）・風池（図 3.20）・肩井（図 3.20）・懸顱（図 3.20）

2) 歯痛

病態：歯石の沈着，不適切な補綴物などによって歯肉に炎症が生じるもの，齲歯（虫歯）によって生じるものなどがあります。

処方：大迎（図 3.12）・下関（図 3.12）・合谷（図 3.11）・巨髎（図 3.12）

3) 便秘・下痢（過敏性腸症候群）

病態：腸管の運動機能不全で，便秘と下痢を交互にくり返します。ストレスが関連したりします。

処方：天枢（図 3.12）・三焦兪（図 3.16）・大腸兪（図 3.16）・上巨虚（図 3.12）

4) 月経異常

病態：女性生殖器の器質的障害，内分泌系の機能障害によって月経周期，月経血の過多過小，月経前緊張症をきたすものがあります。

処方：関元（図 3.23）・腎兪（図 3.16）・次髎（図 3.16）・三陰交（図 3.13）・太衝（図 3.21）

5) 排尿障害

病態：前立腺肥大，排尿にかかわる神経系の障害によって発生します。

処方：中極（図 3.23）・横骨（図 3.17）・腎兪（図 3.16）・次髎（図 3.16）・三陰交（図 3.13）

6) 肩こり

病態：過剰使用による筋疲労，精神的緊張などで生じます。

処方：天柱（図 3.16）・肩井（図 3.20）・膏肓（図 3.16）・身柱（図 3.22）・大杼（図 3.16）・肩外兪（図 3.15）・肩中兪（図 3.15）

7）頸肩腕痛

病態：肩甲部，上肢の筋の疲労や頸椎周辺の退行性変化によって神経根への刺激あるいは循環障害などによって発生します。

処方：風池（図 3.20）・大椎（図 3.22）・天鼎（図 3.11）・肩貞（図 3.15）・曲池（図 3.11）

8）肩関節痛（五十肩・肩関節周囲炎）

病態：加齢性変化によって，肩関節周囲軟部組織の炎症をきたしたものです。

処方：肩髃（図 3.11）・肩髎（図 3.19）・巨骨（図 3.11）・肩貞（図 3.15）・臂臑（図 3.11）・天宗（図 3.15）

9）腰下肢痛

①腰痛

病態：筋性，筋膜性，椎間関節性などさまざまな原因で発生します。

処方：腎兪（図 3.16）・志室（図 3.16）・大腸兪（図 3.16）

②根性坐骨神経痛

病態：下部腰椎，腰仙部の椎間孔付近の坐骨神経の障害

処方：胞肓（図 3.16）・殷門（図 3.16）・承筋（図 3.16）・陽陵泉（図 3.20）・足三里（図 3.12）・委中（図 3.16）

③梨状筋症候群

病態：梨状筋の緊張，外傷による坐骨神経の圧迫障害によります。梨状筋の疼痛と根性坐骨神経痛の症状が合併します。

処方：環跳（図 3.20）

10）膝痛（変形性膝関節症）

病態：膝関節部の退行性変化によります。

処方：梁丘（図 3.12）・血海（図 3.13）・委中（図 3.16）・犢鼻（図 3.12）・曲泉（図 3.14）・足三里（図 3.12）

11）運動麻痺

①片麻痺

病態：錐体路における出血，梗塞，塞栓などにより発症するもので，患側の深部反射亢進，病的反射，痙性麻痺が発生します。

処方：曲池（図 3.11）・合谷（図 3.11）・伏兎(ふくと)（図 3.12）・足三里（図 3.12）

②末梢神経麻痺

病態：神経走行部位の打撲，圧迫などによって，神経障害をきたし，支配筋の弛緩性麻痺を生じます。

処方：橈骨神経；曲池（図 3.11）・手三里（図 3.11）・合谷（図 3.11）・消濼(しょうれき)（図 3.19）

　　　　正中神経；郄門(げきもん)（図 3.18）・内関（図 3.18）・曲沢（図 3.18）・大陵(だいりょう)（図 3.18）

　　　　尺骨神経；小海（図 3.15）・支正(しせい)（図 3.15）・神門(しんもん)（図 3.14）

　　　　総腓骨神経；陽陵泉（図 3.20）・懸鍾(けんしょう)（図 3.20）

　　　　脛骨神経；承筋（図 3.16）・承山(しょうざん)（図 3.16）

12）小児の諸症状

　さまざまな症候に，小児鍼による全身皮膚の接触鍼，ちりげ（身柱の俗称）の糸状灸が用いられます。以下に代表的な疾患を取り上げます。

①小児神経症

病態：心身のバランス失調によって，夜泣き，夜驚，チック（突然首を傾けたり肩を上げたり，場合によっては奇声を発したりする），消化器系症状，泌尿器系症状などが出現します。

処方：天柱（図 3.16）・風池（図 3.20）・身柱(しんちゅう)（灸）（図 3.22）・命門（灸）（図 3.22）

　その他，小児斜差(すじかい)の灸といわれる手法があります。男児では左肝兪と右脾兪の2穴，女児では右肝兪と左脾兪の2穴を取ります。

②小児夜尿症

病態：膀胱反射機能が未熟で，4歳以上でも続く夜間の遺尿を指します。

処方：腎兪（図 3.16）・次髎（図 3.16）・身柱（灸）（図 3.22）・命門（灸）（図 3.22）

5.2 あん摩・マッサージ・指圧による治療

　術者の手指を使って，生体に力学的刺激を与え，身体の変調を整えて，健康を増進させる刺激量法を指します。

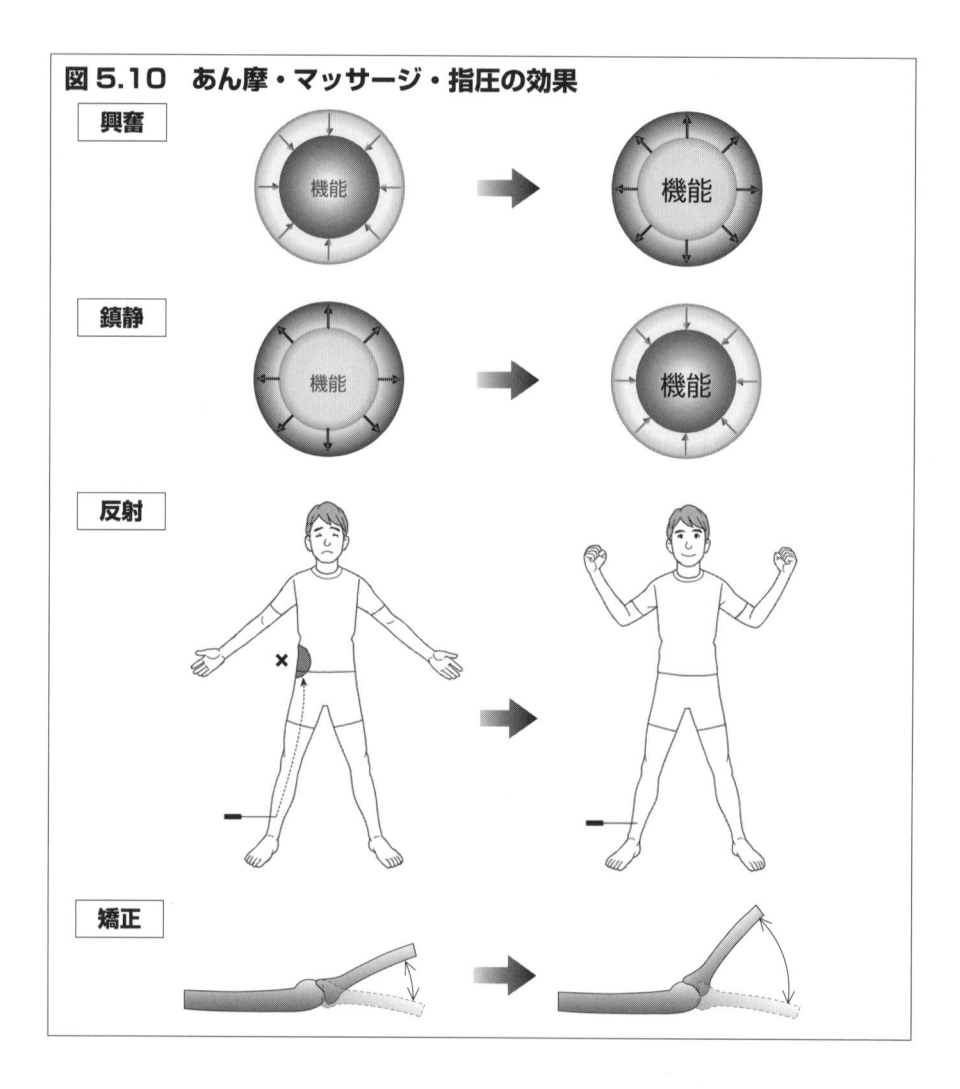

図 5.10 あん摩・マッサージ・指圧の効果

興奮

鎮静

反射

矯正

5.2.1　あん摩・マッサージ・指圧の治療効果（図5.10）

　興奮作用：機能低下をきたした神経，筋の機能を増強して回復させる効果です。弱い刺激で短時間行うことが多いのです。運動麻痺，知覚鈍麻，知覚消失などが適応となります。

　鎮静作用：病的に機能亢進状態になった神経，筋の機能を抑制する効果です。強い刺激で長時間行うことが多いです。神経痛，筋肉痛，知覚過敏，

痙攣，筋緊張などが適応となります。

反射作用：疾病部位から離れた部位に施術して，圧刺激が反射機転を介して異常機能を改善させる効果です。内臓の異常や血管・運動神経系の異常とそれに伴う関連痛などが適応となります。障害と症状出現部位の関係を十分把握して，施術を組み立てます。

誘導作用：外傷，炎症などで，直接患部に施術できない場合に，その部位から離れた部分に施術して患部の症状（浸出物，出血）を改善させる効果です。出血，打撲，捻挫，浮腫，浸出物のある疾患などが適応となります。

矯正作用：拘縮している関節，筋などの癒着，短縮した軟部組織を改善させる効果です。患部あるいはその周囲に施術し，血流を改善させてから障害に応じた施術を加えます。関節拘縮，筋・腱・靭帯の短縮や癒着，斜頸，先天性股関節脱臼，X脚，O脚，内反足，外反足などが適応になります。

5.2.2　あん摩の種類と適応

軽擦法（けいさつ）：術者の手指を適当な圧で密着させ，なでさする方法です。軽い軽擦は知覚神経を刺激して反射作用を起こさせます。強い軽擦は血液循環を改善し，新陳代謝を亢進させます（図5.11）。

揉捏法（じゅうねつ）：筋肉などをこね，押し，つまむように線状あるいは輪状に揉む手技です。筋肉における血液循環を改善し，疲労を回復させます。特に腹部に行う場合には，胃腸の蠕動運動を改善させて便通を促します。

叩打法（こうだ）：術者の小指側，手拳，指頭などで軽快に打ち，たたく手技です。規則正しい，断続的な刺激が神経，筋に作用して，興奮を高め，血流を改善します。

圧迫法：術者の手掌，指頭を用いて深部に向かって圧迫する方法で，圧迫は漸増漸減します。機能を抑制し，鎮痛し，痙攣を抑制します。

振せん法：手指を細かくふるわせて，その振動を組織に与える方法です。断続的刺激によって，神経，筋肉の興奮性を高め，爽快感を与えます。

曲手：叩打法，振せん法の変法といえるもので，あん摩独特の手技です。

なお，単に施術といった場合には，軽擦からはじまり，揉捏あるいは圧迫，叩打の後，軽擦に終わる一連の治療法を指します。

図 5.11　あん摩の基本手業

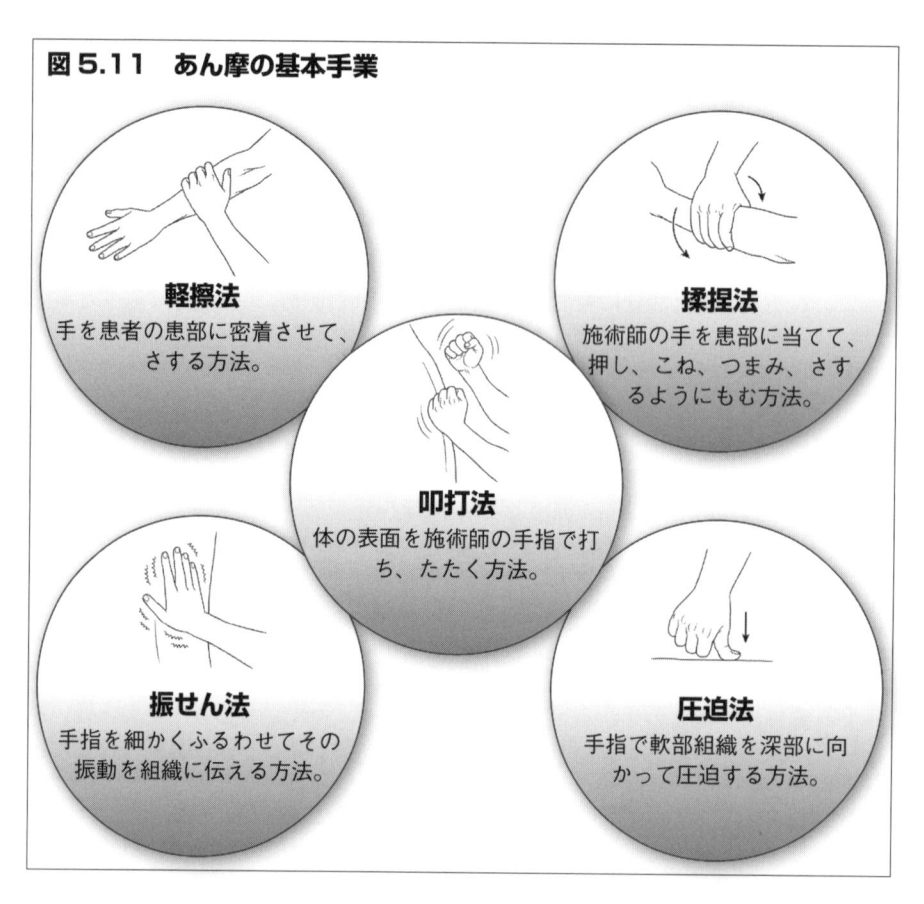

軽擦法
手を患者の患部に密着させて、さする方法。

揉捏法
施術師の手を患部に当てて、押し、こね、つまみ、さするようにもむ方法。

叩打法
体の表面を施術師の手指で打ち、たたく方法。

振せん法
手指を細かくふるわせてその振動を組織に伝える方法。

圧迫法
手指で軟部組織を深部に向かって圧迫する方法。

運動法：患者の関節を他動的に動かす手技です。関節内の血行を改善し、関節滑液の分泌を亢進させることで、関節運動を円滑にし、関節拘縮を予防します。運動法は以下の通りです。

他動運動法：術者が運動させる手技です。筋力テスト値が0～1の場合に行います。機能の回復を目指します。

自動運動法：患者自身が行う方法です。筋力テスト値が1～2の場合に行います。筋力の増強を目指します。

抵抗運動法：術者と患者で行う方法です。筋力テスト値が3～4の場合に行います。筋力の増強、運動機能回復を目指します。

伸張運動法：術者が行う方法です。拘縮あるいは筋肉の短縮がある場合に行います。筋肉、軟部組織の伸張を目指します。

図5.12 曲手・運動法

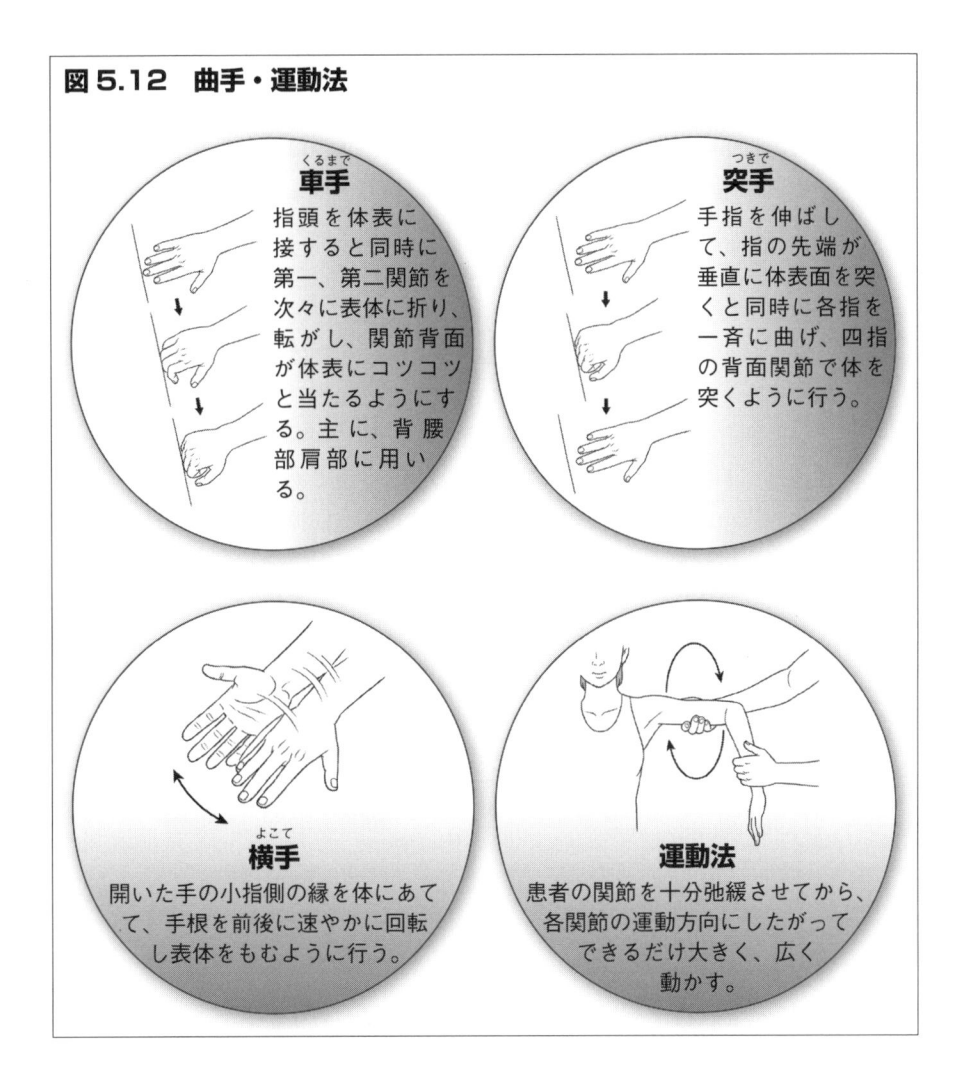

車手（くるまで）
指頭を体表に接すると同時に第一、第二関節を次々に表体に折り、転がし、関節背面が体表にコツコツと当たるようにする。主に、背腰部肩部に用いる。

突手（つきで）
手指を伸ばして、指の先端が垂直に体表面を突くと同時に各指を一斉に曲げ、四指の背面関節で体を突くように行う。

横手（よこて）
開いた手の小指側の縁を体にあてて、手根を前後に速やかに回転し表体をもむように行う。

運動法
患者の関節を十分弛緩させてから、各関節の運動方向にしたがってできるだけ大きく、広く動かす。

矯正法：術者により患者の関節可動域を拡大させる方法です。拘縮，癒着，変形がある場合に行います。拘縮をゆるめ，変形，癒着を防ぎます。

5.2.3 マッサージの種類と適応

軽擦法：手指を密着させて，なで，さする方法です。血液循環機能を改善させ，新陳代謝を亢進させ，知覚神経を介して反射を発生させます。

強擦法：軽擦法と揉捏法を混合した方法です。筋肉内に貯留した血液など

を粉砕，吸収されやすくして，結合組織の硬結を防ぎ，瘢痕あるいは関節の癒着を剥離します。

揉捏法：手指で筋肉を握り，圧を加えながら揉みほぐす手技です。筋肉内の血液循環・リンパ循環を改善させ，筋力を増強させます。腹部に行うと胃腸の平滑筋に作用して，消化吸収機能を高め，排便機能を改善します。皮下脂肪の減少にも効果があります。

叩打法：一定のリズムでたたく手技です。神経，筋肉への調節的作用があり，弱く短い叩打は興奮作用が，強く長い叩打は鎮静作用があります。

振せん法：手指を用いて，あるいは牽引して振動を与える手技です。細かい断続的刺激によって，神経，筋肉の興奮性を高め，爽快感を与えます。

圧迫法：手指を用いて身体各部を圧迫する方法です。間歇圧迫は循環を改善し，神経，筋肉を興奮させます。持続圧迫は神経，筋肉に対して抑制的に作用します。

5.2.4 指圧の種類と適応

押圧操作として，軽く柔らかく触れる，漸増的に押す，漸減的に離す，方法が基本となります。

圧法は以下の通りです。

通常圧法：一点圧を3〜5秒で押圧します。循環機能，自律神経系の機能を亢進させます。

衝圧法：漸増圧で押圧して急に押してすぐ離す手技です。反射作用を高めます。

緩圧法：2段押し，3段押しともいわれていて，段階的に押す手技です。慢性疾患，深部の筋肉の硬結の除去に効果があります。

持続圧法：主として手掌で押圧する手技です。温熱作用があります。

吸引圧法：手指，手掌で皮膚を吸い上げ，吸い寄せる手技です。皮膚の新陳代謝を改善します。

振動圧法：振動によって圧反射を促進させる手技です。振動を深部まで到達させて筋緊張を緩和させます。

手指の操作にもさまざまな方法があります（**図5.13**）。

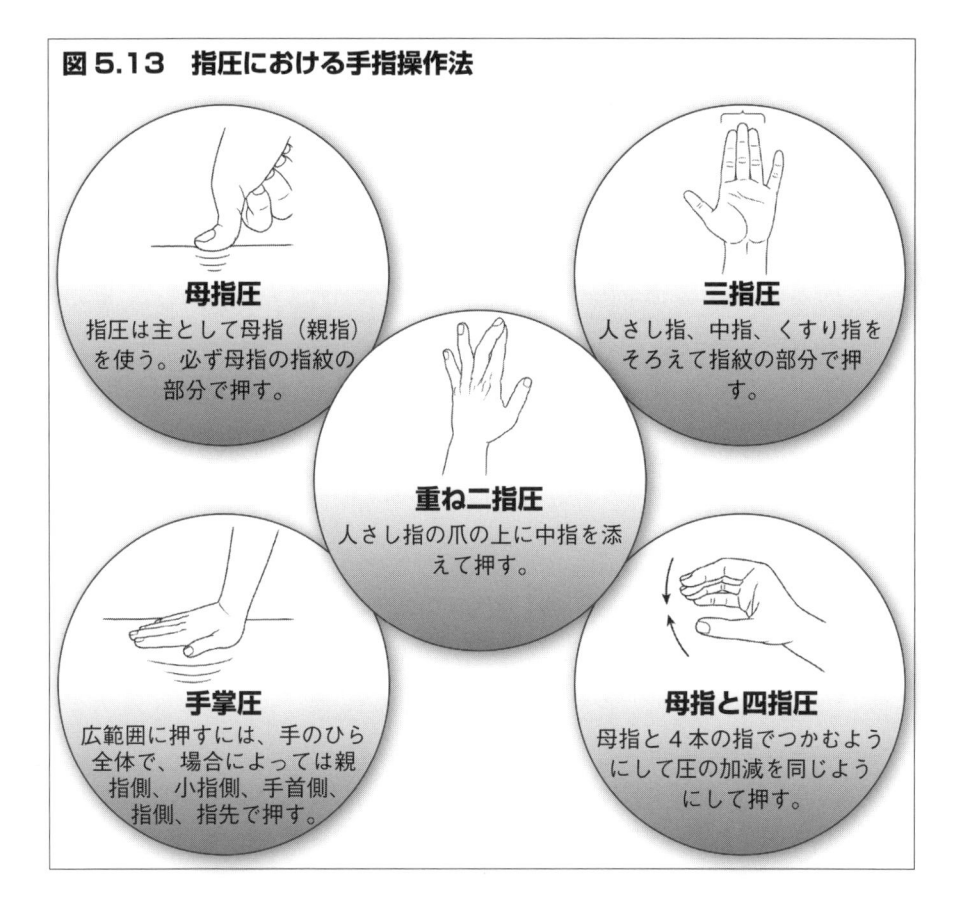

図 5.13　指圧における手指操作法

母指圧
指圧は主として母指（親指）を使う。必ず母指の指紋の部分で押す。

三指圧
人さし指、中指、くすり指をそろえて指紋の部分で押す。

重ね二指圧
人さし指の爪の上に中指を添えて押す。

手掌圧
広範囲に押すには、手のひら全体で、場合によっては親指側、小指側、手首側、指側、指先で押す。

母指と四指圧
母指と4本の指でつかむようにして圧の加減を同じようにして押す。

5.2.5　禁忌と副作用

　　絶対的禁忌として，急性熱性病，急性伝染病，悪性腫瘍，急性中毒，急性炎症，出血性疾患，外傷，重度の内臓疾患が挙げられます。相対的禁忌として，血管病，潰瘍性疾患，結核症，梅毒，淋病，化膿性疾患などが挙げられます。

　　副作用としては，強刺激による筋損傷，神経損傷，血管損傷，関節損傷などが挙げられます。

5.2.6　主要症候に対する治療

　　身体へ及ぼす作用の面から，施術内容を示します。特に記載のない作用

に関しては，その作用がないことを意味します。

1) 緊張型頭痛

鎮静作用：①肩部，肩背部，後頸部の軽擦，圧迫，揉捏法　②頭部の硬結，過敏点への圧迫，強擦法

誘導作用：上肢への持続圧迫，揉捏法・全身への施術

2) 顔面神経麻痺（ベル麻痺）

興奮作用：①顔面全体の一般的施術　②患側顔面部の軽擦，揉捏，指頭叩打法　③翳風，四白，迎香，下関への指頭圧迫，揉捏，圧迫法

鎮静作用：肩こりに対して頸部，肩背部への軽擦，揉捏，圧迫法

3) 眼精疲労

鎮静作用：①眼周囲へ指頭での軽擦，揉捏，圧迫法　②僧帽筋，胸鎖乳突筋の緊張に対して，軽擦，母指揉捏，母指圧迫法　③頸肩背部への一般的施術

4) 便秘・下痢

①習慣性便秘

反射作用：大腸経に沿った軽擦，揉捏法

誘導作用：肩背部，腹部，殿部，下肢部への施術

②過敏性腸症候群

鎮静作用：腹部の軽擦法

反射作用：背，腰仙部の脊柱両側の反応点への施術

5) 肩こり

興奮作用：①上肢の疲労に対して，軽擦，揉捏，圧迫法　②頸部の運動法

鎮静作用：頸肩，肩甲，肩甲間部の硬結緊張に対して，軽擦，揉捏，圧迫，叩打法

6) 頸肩腕痛

興奮作用：最後に運動法

鎮静作用：頸肩背部の圧痛，硬結，緊張に対して，軽擦，揉捏，圧迫，叩打法

反射作用：上肢の反応点へ一般的施術

7) 肩関節痛（五十肩・肩関節周囲炎）・上肢痛

鎮静作用：患部の疼痛，圧痛，硬結，緊張に対して，軽擦，揉捏，圧迫，叩打法

誘導作用：上肢から頸肩背部へ広範囲に施術

8）腰下肢痛

①腰痛

鎮静作用：①疼痛部の緊張，圧痛，硬結に対して，軽擦，揉捏，圧迫，叩打法　②慢性のものでは，軽い圧迫法

②根性坐骨神経痛

鎮静作用：①腰部，臀部，下肢の緊張，硬結，圧痛に対して，軽擦，揉捏法　②ワレー圧痛点（坐骨神経の走行部位に一致した圧痛点）の持続的な圧迫，圧迫振せん法

③梨状筋症候群

鎮静作用：腰部，殿部，下肢の諸筋，特に梨状筋に対する施術

9）運動麻痺

①片麻痺

興奮作用：①発症1～2週後から，麻痺側全体に軽い施術　②運動法

矯正作用：①関節周囲への施術　②運動法

②末梢神経麻痺

興奮作用：①障害された筋と麻痺した神経経路に対して刺激点への施術　②運動法

矯正作用：①橈骨神経麻痺では手陽明，手三焦。尺骨神経麻痺では手少陰。正中神経麻痺では手厥陰。総腓骨神経麻痺では足少陽。脛骨神経麻痺では足太陽への施術　②拮抗筋への施術　③運動法

10）不眠

興奮作用：上肢，腰部，下肢に軽い施術

鎮静作用：①頭部，頸肩背部に軽度の施術　②腹部に両手指を重ねて押圧し，ゆっくり腹式呼吸をさせる　③足底への圧迫，叩打，圧迫揉捏法

11）疲労倦怠（生理的）

興奮作用：全身への施術

鎮静作用：①全身への施術　②肩こりに対する施術

12）小児の諸症状

興奮作用：頸肩背部，腹部などに施術

鎮静作用：頸肩背部，腹部などに施術

5.3 抜火罐

抜火罐は，杯罐を用いて，熱力で罐内の空気を出して一定の部位に吸着させ，鬱血を発生させる療法です（**図5.14**）。鬱血させた後で血行改善を図ります。主にリウマチなどの疼痛性疾患が対象となります。

火または熱湯で，罐内の空気を熱し膨張させて排出させ，罐口を皮膚に密着させます。罐内の温度が下がると空気が薄くなり陰圧が高まるので，吸引力は高まります。チューブによって機械的に陰圧をかけるものもあります。また，局部にワセリンを塗ることで吸着力が高まります。皮肉が豊かで，張りがあって，毛の少ない部位（腰，背，肩，腹，大腿部）に多く用いられます。皮膚が吸引されて盛り上がり，毛細血管が開き局部が高度に充血し，その結果皮下に鬱血による紫斑が発生します。鍼灸では，まず鍼を打ってから抜火罐を用いることが多いです。

吸着後10～15分で抜き取ります。この際，一方の手で罐のそばの皮膚を押さえ，もう一方の手で罐底を横に引っ張れば空気が抜けて，容易に罐を抜き取ることができます。

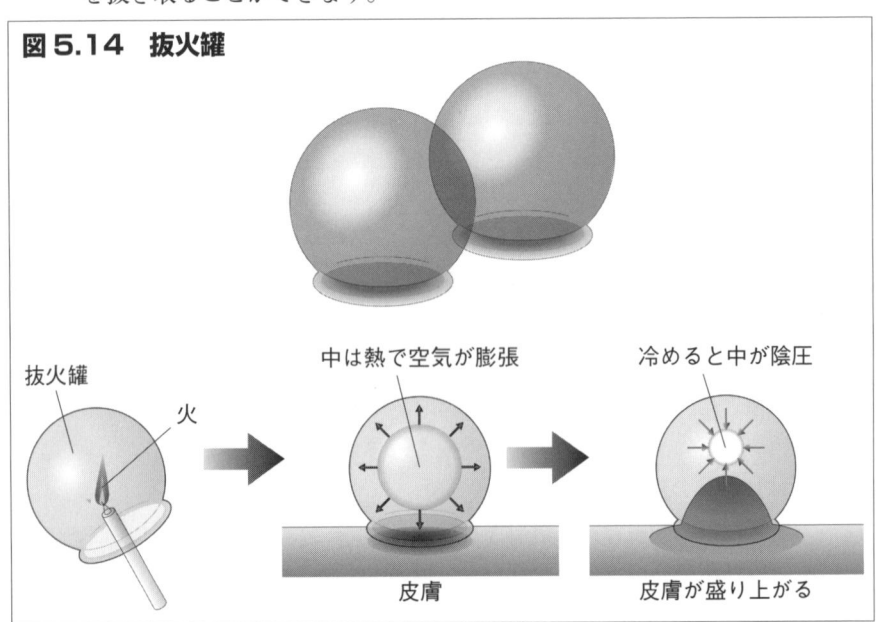

図5.14 抜火罐

5.4 柔道整復による治療

ここでは，主に，骨折，脱臼に関する治療を述べます。これらの柔道整復による治療は，整復法，固定法，後療法に大きく分けられます。

5.4.1 整復法

骨折や脱臼によって生じた正常な骨や関節の位置関係のずれ，つまり転位を生理的な状態に復する手技を指します。

骨折では，早期の整復が重要です。転位がないか，ごく軽微な場合，乳幼児で自家矯正が期待できる場合には整復を行わないこともあります。粉砕骨折，著しい延長転位，軟部組織の介在がある場合，整復位の保持が困難な場合，関節内を含む骨折の場合には，整復の適応外となります。

整復法としては，一般的な骨折に適応され，牽引力を利用して直圧を加える**牽引直圧整復法**，短縮転位の整復が困難な場合に適応となり，緊張が強く整復を妨害している筋肉の起始部と停止部を近づけ，緊張を取り除く**屈曲整復法**，患肢に持続的牽引力を与え，骨折による転位の傾向に対抗して，転位を次第に矯正して，かつ牽引作用によって骨折部の固定をはかる**牽引整復法**があります。

脱臼でも，早期の整復が重要です。解剖学的整復が必要です。末梢牽引を行って筋緊張を取り除くこと，脱臼の発生した経路を逆に導くこと，関節包の裂孔部から整復することが原則です。関節包の裂隙部に骨頭が絞扼されたボタン穴機構が働いたもの，軟部組織や骨片が整復路に介在するもの，整復の支点となるべき骨部が骨折によって欠損しているものでは，整復の適応とはなりません（**図 5.15**）。

図 5.15　外傷性脱臼・整復

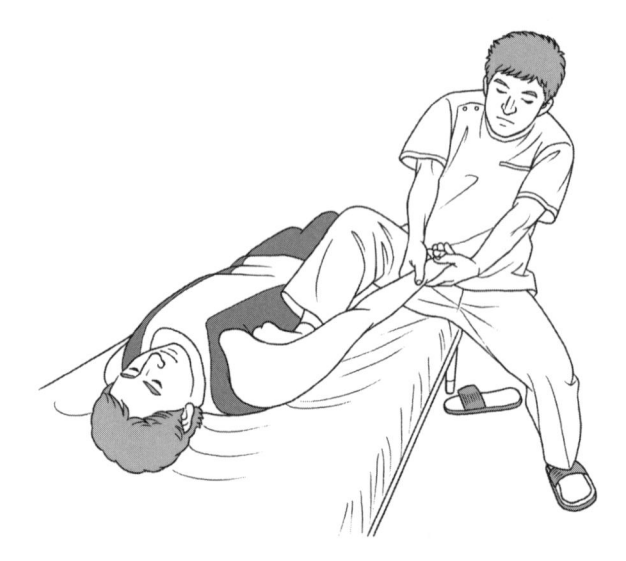

牽引しながら筋肉の緊張をやわらげて、脱臼の整復を行います。

5.4.2　固定法

　目的は，骨折や脱臼の整復位の保持と再転位の防止，患部の安静保持，患部の可動域を制限することによる良好な治癒環境の確保，変形の防止と矯正などです。

　種類としては，皮膚の外側から間接的に固定する外固定と骨，関節を直接観血的に固定する内固定があります。ただ，内固定は柔道整復の守備範囲外となります。

　固定肢位は便宜的肢位，良肢位，機能的肢位に分類され，この順序で理想的肢位となります。

　最低限の関節固定を行います。骨折では上下の2関節を原則とします（図5.16）。

図 5.16　骨折・脱臼の固定

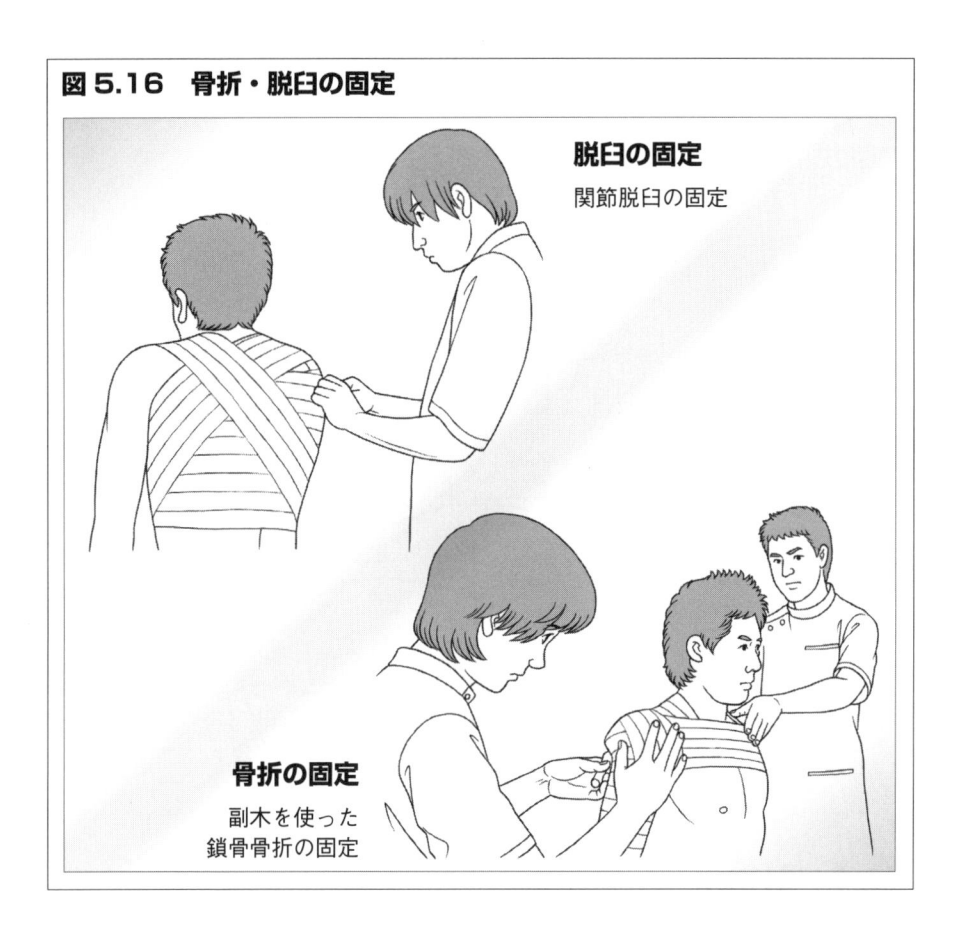

脱臼の固定
関節脱臼の固定

骨折の固定
副木を使った鎖骨骨折の固定

5.4.3　後療法

　手技療法（**図 5.17**, 軽擦・強擦・揉捏・叩打・振せん・圧迫・伸長法），運動療法（他動・自動・自動介助・抵抗自動運動），物理療法（電気・光・温熱・冷却・音波・水などの物理的エネルギーを利用するもの）があります。

図5.17 手技療法

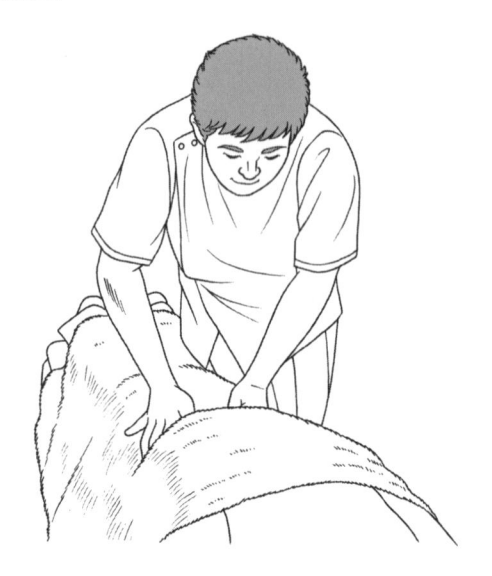

① 筋肉の緊張を除き、関節の動きがなめらかに
② 血管を拡張させ、湿感が発生
③ 血液循環を改善して疲労回復
④ 強い刺激を与えると、神経伝導を抑制して痛みを軽減

5.4.4　副作用

　　整復・固定・後療法は本来，病状を改善するために行うのですが，方法，施術の程度を間違うことで，症状を悪化させることがあります。十分な注意を必要とします。

5.5　漢方薬による治療

5.5.1　生薬・漢方薬

　　生薬は薬用天然物です。通常，複数の生薬を組み合わせて生まれたものが**漢方薬**です。各々の生薬には，薬味（酸・苦・甘・辛・鹹）・薬性（熱・温・

> **東洋医学コラム　生薬と漢方薬の違いは何でしょうか?**
>
> 　生薬とは，自然界に存在しており，治療に利用できるものを指します。植物もあり，動物もあり，鉱物もあります。植物では，根，茎，葉，花などさまざまな部位が用いられます。動物では，セミの抜け殻，ヒル，アブ，サソリなども用いられます。通常，漢方薬は，これらの生薬を組み合わせて，あるときは煎じて，あるときは砕いて粉にしたものを混ぜ合わせて，あるときは組み合わせた粉をハチミツなどで丸めて丸剤として用います。つまり，生薬は漢方薬として治療に用いるものの原料といえるものです。しかし，生薬1種類で漢方薬として成り立っているものもあります。大黄という生薬だけからなる将軍湯(しょうぐんとう)という漢方薬や，人参という生薬だけからなる独参湯(どくじんとう)という漢方薬などです。

涼・寒)・補瀉といった特徴をもっており，生薬が複合された漢方薬では，各々の生薬の特徴を総合して，その特徴が決まってきます。このため，漢方薬は複雑な効果を示すことが多く，その適応の決定には注意が必要です。一方，民間薬といわれるものは，通常1種類の生薬からなり，医師の診断も必要ないですし，副作用の心配もまずありません。

5.5.2　剤型(煎じ薬・散剤・丸剤(がんざい)・エキス製剤)と特徴 (図5.18)

　煎じ薬は，土瓶などに1日分の必要な生薬と水を入れ，数十分，とろ火で煮詰めて，約半量の水分に減じて，滓をこして完成されるものです。昔ながらのつくり方といえます。人肌の温度で1日2〜3回に分けて服用します。生薬は，昭和39年(1964年)に初めて薬価収載され，現在243品目の生薬が保険で処方できます。しかし現在，生薬を処方することのできる医師や医療機関，薬局は少なくなっています。

　散剤は，生薬を薬研(やげん)で細かく切り刻んで，必要な種類の生薬を混ぜ合わせたもので，そのまま服用します。比較的早く，シャープに効果が発現します。

　丸剤は，細かく切り刻んだ生薬を混ぜ合わせ，さらに蜜などで固めて丸くしたものです。ゆっくりと効果が発現します。

　エキス製剤は，処方ごとに調合された生薬を一定条件で煎じ，得られた

図5.18 剤型

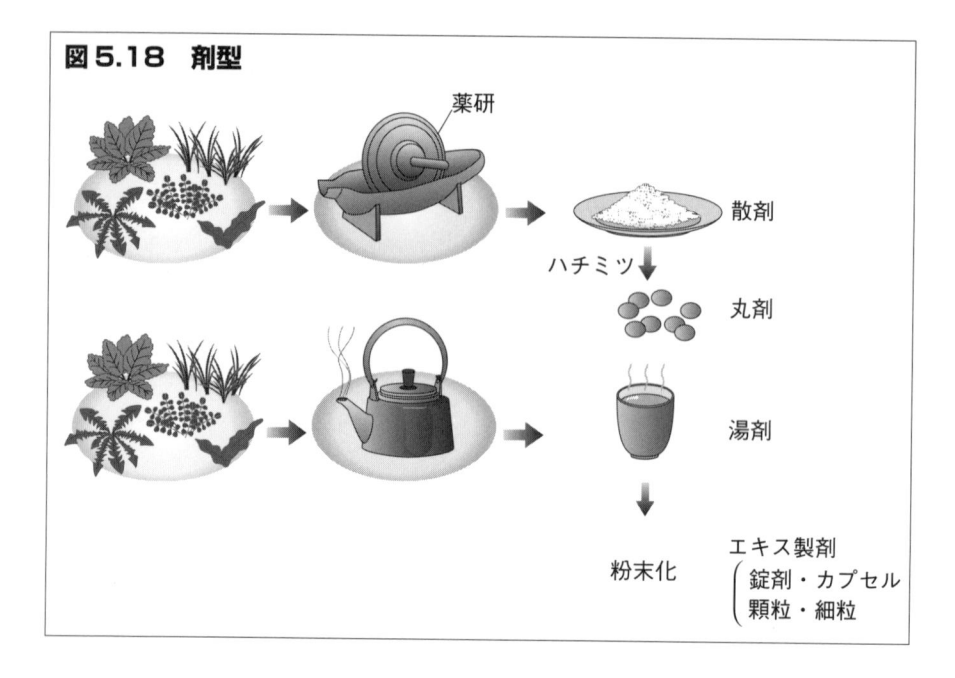

抽出液を濃縮，乾燥し，乳糖などの賦形剤と混合して製造されたものです。剤形としては，顆粒，散剤（細粒剤），錠剤，カプセル剤などがあります。保健適応である医療用漢方エキス製剤と薬局で販売され，保健適応でない一般用漢方エキス製剤があります。簡便に利用できるため，現代医療の中に広く取り入れられています。また，これを用いた臨床的，基礎的研究も盛んになり，漢方薬の新たな薬効が明らかにされ，漢方薬の評価を高めています。

5.5.3　方剤のつくられ方（図5.19）

　方剤のつくられ方に関しては，2つの面から考えることができます。
　1つは，生薬の副作用の問題です。生薬には主要効果といえるものと，場合によっては現れてほしくない副作用をもつことがあります。そうなると，できればその副作用を最小限にするよう別の生薬を加えて調整することが考えられます。主要な効果を複数求めると，その分副作用の心配も増えますから，付け足す生薬も増えます。
　もう1つは，多様な症状を訴える患者さんに最も適するように主要効果

図5.19 方剤のつくられ方

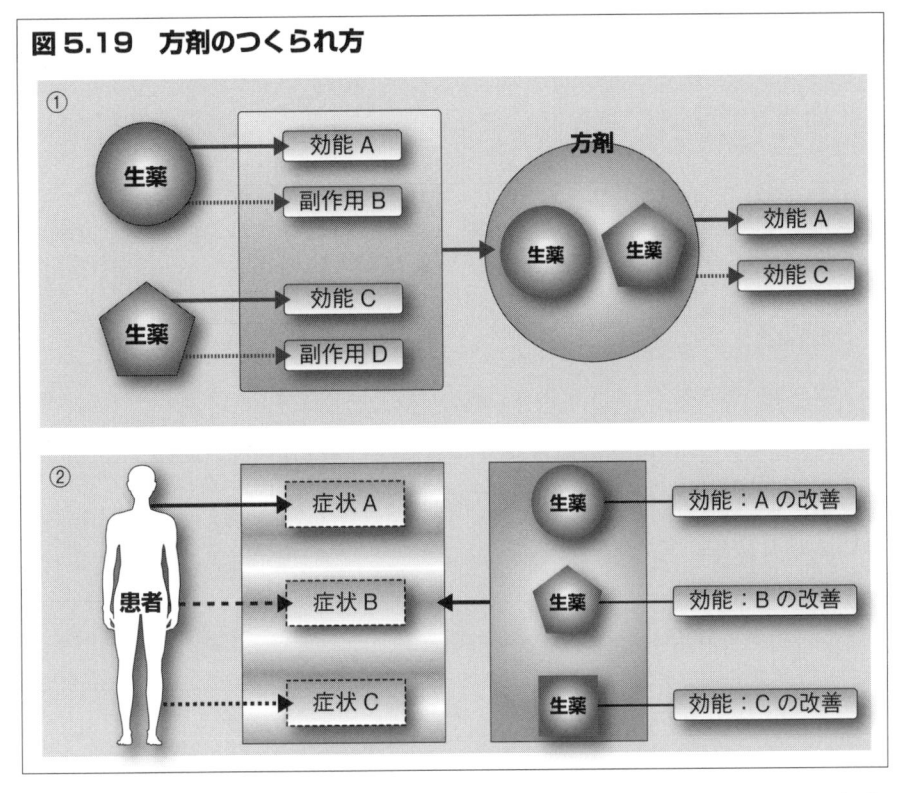

を複数もつ漢方薬をつくろうとしたことです。生薬の主要効果はある程度限定されていますから，複雑な症状に対応するためには複数の生薬が必要となります。

このような二面性から，さまざまな複合処方が完成されていった可能性があります。

5.5.4 処方決定のしくみ

生薬の主要効果を引き出す，また嫌な副作用を極力抑える形で複合生薬による漢方薬ができ上がるのですが，その中で治療効果が高かったものが現在まで生き残ってきたといえます。それぞれの漢方薬には，治療効果を引き出せる守備範囲があります。四診によって患者が呈する病状をつかみます。

煎じ薬ではさまざまな生薬を自由に組み合わせることができますから，

> **東洋医学コラム** 民間薬と漢方薬の違いは何ですか？
>
> 漢方薬は，中国を起源とする伝統医学で，日本で特異な発達を遂げた漢方医学で用いられる治療薬のことであり，民間薬は民間療法で用いられる治療薬のことです。わが国では，漢方薬は医薬品に，民間薬は薬という字はついていても食品に分類されています。
>
> 漢方薬は医薬品ですから，効能・効果はもちろん，品質や安全性も担保され，用法や用量も定められています。医師，薬剤師などの有資格者のみが取り扱うことができます。民間薬では，効能・効果，品質や安全性は担保されていません。用法や用量も経験的なものです。無資格者でも取り扱うことができます。
>
> 漢方薬は通常，数種類から十数種類の生薬を配合してつくられます。一方，民間薬は，植物や鉱物など，用いるものは漢方薬と同じですが，通常1種類の生薬が単独で用いられることが多いのです。たとえば，下痢止めのゲンノショウコ，化膿症に外用するドクダミ，止血に用いるガイヨウなどです。現在，幅広く用いられている健康食品の中には，各地方で言い伝えられてきた民間薬を原料としているものもあります。

オーダーメイド治療が可能です。

　一方，エキス製剤では処方が固定されているので，薬の守備範囲を考慮して最も適した漢方薬を選定することになります。場合によっては，漢方薬を数種類組み合わせて使用することもあります。現代人は，生活環境，職場環境も複雑になり，時間刻みで生活様式が異なることもあります。このような場合，漢方薬を時間帯で変える必要もあり，エキス製剤は非常に適することになります。

5.5.5　副作用

　漢方薬は自然に存在する生薬からなっており，長年にわたり使用されて安全性の高いものが残ってきた，という歴史があります。漢方専門医は個人の体質も考慮して処方するので，副作用の出現頻度は極めて低いと考えられます。しかし，予測不能な個人の特異体質もあり，人によっては副作用の出る危険性もあります。

1) 漢方で起こりうる副作用

①肝機能障害

頻度は低いですが，複数の漢方薬で報告されています。ただし自覚症状に乏しいため，血液検査で確認する必要があります。重度になると黄疸が出現し，目や皮膚が黄色くなります。

②偽アルドステロン症（血圧上昇，むくみ，筋力低下）

漢方薬を何種類も服用したり，西洋薬（グリチルリチン製剤，利尿剤など）と併用した場合に出現しやすいものです。通常の服用で出現することは稀です。

③間質性肺炎

当初インターフェロン製剤との併用により問題となりました。稀ではありますが，漢方薬単独でも起こることがあります。もともとの病気に関係なく**発熱，から咳，呼吸困難（息を吸うのが苦しい）**が出現したら要注意です。頻度的には服薬開始後2ヵ月が最も発症の可能性の高い時期です。

④発疹，じん麻疹

すべての漢方薬に可能性があります。発疹は通常全身性で左右対称に出ます。服薬開始後早期に出ることが多いです。

⑤胃腸障害

漢方薬服用後，割と早期に自覚します。**食欲低下，胃もたれ，下痢，腹痛**などが現れます。

⑥催奇形性

まず問題ありませんが，可能であれば，妊娠が確認された時点で一度中止して，器官形成期（4ヵ月目まで）が過ぎてから再開するか検討します。

5.5.6 漢方治療の特徴

漢方治療の特徴を表す用語として，**同病異治**（どうびょういち）と**異病同治**（いびょうどうち）があります（図5.20）。たとえば，一口に感冒といっても，患者の症状に応じて麻黄湯（まおうとう），桂枝湯（けいしとう），葛根湯（かっこんとう），麻黄附子細辛湯（まおうぶしさいしんとう），小柴胡湯（しょうさいことう），麦門冬湯（ばくもんどうとう）など，さまざまな漢方薬を使い分けます。これを同病異治といっています。一方，八味地黄丸（はちみじおうがん）という漢方薬は患者の基本体質が同じであれば，患者の病名が高血圧，インポテンツ，腰痛，排尿障害，白内障などさまざまであったとしても，各患者に対して適応になります。これを異病同治といっています。

図 5.20　漢方治療の二面性

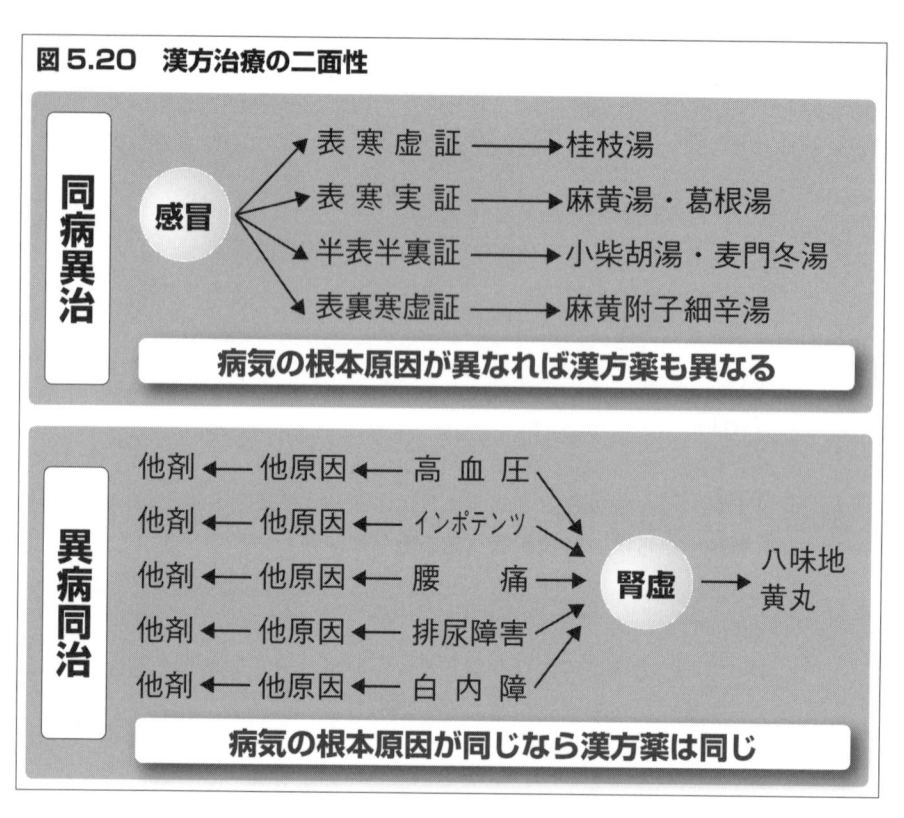

同病異治
- 感冒
  - 表寒虚証 → 桂枝湯
  - 表寒実証 → 麻黄湯・葛根湯
  - 半表半裏証 → 小柴胡湯・麦門冬湯
  - 表裏寒虚証 → 麻黄附子細辛湯

病気の根本原因が異なれば漢方薬も異なる

異病同治
- 他剤 ← 他原因 ← 高血圧
- 他剤 ← 他原因 ← インポテンツ
- 他剤 ← 他原因 ← 腰痛
- 他剤 ← 他原因 ← 排尿障害
- 他剤 ← 他原因 ← 白内障
- → 腎虚 → 八味地黄丸

病気の根本原因が同じなら漢方薬は同じ

このように，漢方治療の特徴には二面性があるのです。

5.5.7　主要症候に対する治療

ここでは，漢方が得意とする症候，疾患について，どのような漢方薬が使用されるか，同病異治の面から説明します。患者の証とそれに適する漢方薬を各表に示します。

1) 感冒

感冒に対して葛根湯が有効といわれますが，効果がないとする指摘もあります。これは，葛根湯が有効な病態にある感冒に投与されないからです。『傷寒論』では，感冒の初期である太陽病，少しこじれた陽明病・少陽病，身体の抵抗力が弱まった太陰病・少陰病・厥陰病に分類しています。各ステージに適した漢方薬があるのです。

ここでは，太陽病，少陽病を中心に漢方薬を提示します。

東洋医学コラム

漢方薬と一般的な薬の違いを教えてください．また，病院で処方される漢方薬とドラッグストアで売っている漢方薬の違いは何ですか？

　一般的な西洋薬は，単一分子であることから，体に作用する部位は限定的です．つまり，効果がある限局された部位で発揮されます．ですから，さまざまな病状がある場合には，それぞれの症状に対応して効果のある西洋薬を組み合わせて使用することになります．症状が多くあれば，使用する西洋薬も多くなります．一方，漢方薬は生薬で構成されます．生薬は自然にある植物や動物を利用しています．これらはさまざまな成分を含んでいますから，作用もさまざまです．複数の生薬からなる漢方薬は，さらに多くの作用をもつことになります．このため，さまざまな症状が組み合わさって成り立つ，いわば症候群ともよぶべき病態に効果を発揮するのが漢方薬といえます．

　薬は保険が適応される保険薬と，保険が適応されない一般薬とがあります．病院で処方される漢方薬は保険薬であり，ドラッグストアで売っているものは一般薬になります．製法自体に変わりはないのですが，一般薬としての漢方薬では，保険薬の漢方薬に比べて用量が少なく設定されていることがあります．種類についてですが，一般薬には，保険薬にはない漢方薬も扱われています．保険薬は148種類ありますが，一般薬も含めると全部で210種類の漢方薬を利用できることになります．

表5.6 感冒治療に用いられる漢方薬

体力（証）	病位	
	太陽病	少陽病
実証	麻黄湯	大柴胡湯
中間証	葛根湯	小柴胡湯，小柴胡湯加桔梗石膏，麦門冬湯
虚証	桂枝湯，麻黄附子細辛湯	柴胡桂枝乾姜湯

2）胃炎・胃潰瘍

　症状を気血水で評価すると，食思不振・疲労感などは気虚，ゲップ・膨満感などは気滞，嘔気・嘔吐は気逆・水滞，心窩部痛は気滞・血虚・瘀血などになります．このような病理を踏まえて処方を選択します．

表 5.7 胃炎・胃潰瘍治療に用いられる漢方薬

体力（証）	気血水の病態		
	気逆	気滞	気虚・水滞
実証	黄連解毒湯	大柴胡湯	
中間証	半夏瀉心湯, 茯苓飲	柴胡桂枝湯	茯苓飲
虚証	六君子湯, 人参湯（冷え）, 安中散（動悸）	柴胡桂枝乾姜湯	六君子湯, 人参湯（冷え）, 安中散（動悸）

3）過敏性腸症候群

体内から発生する要因として心因的要素を考慮することが重要で，特に思，憂，恐に注意が必要です。また，外部環境要因としては寒，湿が，他の要因としては飲食不摂生が挙げられます。気血水からみても気に対する考慮が大切になり，気虚，気滞，気逆と気に関するすべての病態がさまざまな割合で関与するといえます。桂枝加芍薬湯とこれから展開される建中湯類は気虚に対して用いられます。平胃散は気滞に対して，半夏瀉心湯は気逆に対して用いられます。

表 5.8 過敏性腸症候群治療に用いられる漢方薬

体力（証）	気血水の病態			
	（−）あるいは気虚	気虚＋瘀血	気滞	気逆
中間証	桂枝加芍薬大黄湯		平胃散	半夏瀉心湯
虚証	桂枝加芍薬湯, 小建中湯, 黄耆建中湯	当帰建中湯		

4）機能性便秘

便秘は気の停滞が大きな病因となります。気を巡らすことが大切です。大黄の入る薬方と入らないものに分けられます。機能性便秘の分類にもとづいて漢方薬投与の指標を挙げると，大黄を含む方剤は主に弛緩性のものを，大黄を含まない方剤は主に痙攣性のものによい適応があります。

表 5.9　機能性便秘治療に用いられる漢方薬

体力(証)	気血水の病態						
	(−)あるいは気虚	気滞	気逆	気逆+瘀血	気滞+瘀血	瘀血	津液不足
実証			大承気湯	桃核承気湯,防風通聖散	通導散	大黄牡丹皮湯	
中間証	大黄甘草湯,桂枝加芍薬大黄湯	九味檳榔湯	調胃承気湯				
虚証	桂枝加芍薬湯,大建中湯,小建中湯,黄耆建中湯					当帰建中湯	麻子仁丸,潤腸湯

5) メタボリックシンドローム

　虚実に分けて考えると，実証では食毒，瘀血が関与します。さまざまな気血水の病的状態に食事の過剰摂取，美食などによって起きた病態といえます。虚証では水滞が関与します。

表 5.10　メタボリックシンドローム治療に用いられる漢方薬

体力(証)	気血水の病態				
	気逆+血虚	気滞	瘀血	気虚	気滞+水滞
実証	防風通聖散	大柴胡湯,柴胡加竜骨牡蛎湯	桃核承気湯		
中間証					九味檳榔湯
虚証				防已黄耆湯	

6) 排尿障害

　排尿障害において，東洋医学的病態の中心は腎虚と脾虚です。腎における水分代謝，脾における筋の形成維持に関する障害と関連が高いといえます。虚の状態に応じて漢方薬を選択します。さらに気の流れを順調に維持することも重要であり，これには理気剤を含む方剤が使用されます。

表5.11 排尿障害治療に用いられる漢方薬

体力（証）	感染症以外			感染症中心
	気血水の病態			さまざま
	気虚	気虚・気滞	瘀血	
実証				竜胆瀉肝湯（りゅうたんしゃかんとう）
中間証			桂枝茯苓丸	猪苓湯（ちょれいとう）
虚証	八味地黄丸, 牛車腎気丸（ごしゃじんきがん）	補中益気湯（ほちゅうえっきとう）		五淋散（ごりんさん）, 清心蓮子飲（せいしんれんしいん）

7) 機能性頭痛

片頭痛と筋緊張型頭痛が対象となります。片頭痛の病態は水滞が大きな要素です。筋緊張型頭痛の病態は，気滞が主になります。筋緊張は頭部以外にも起こるため，部位の違いにより，投与する漢方薬が分類できます。

表5.12 機能性頭痛治療に用いられる漢方薬

体力（証）	片頭痛		筋緊張型頭痛		
	冷え	冷えなし	項のこり	肩こり	どちらともいえない
実証			葛根湯	大柴胡湯, 柴胡加竜骨牡蛎湯	
中間証		五苓散		柴胡桂枝湯	川芎茶調散（せんきゅうちゃちょうさん）, 釣藤散（ちょうとうさん）, 九味檳榔湯
虚証	呉茱萸湯（ごしゅゆとう）		桂枝加葛根湯	柴胡桂枝乾姜湯	桂枝人参湯

8) 不眠症

対象は，主に精神疾患，内科疾患に伴う不眠症，心因性あるいは習慣性の非器質性不眠症です。漢方治療は不眠だけでなく，その根底にあるストレスや不安などの要因を重視しながら全身状態の改善を目指します。

表 5.13 不眠症治療に用いられる漢方薬

体力（証）	気血水の病態			
	気滞	気逆	気滞＋気逆	その他
実証	四逆散	黄連解毒湯, 三黄瀉心湯	柴胡加竜骨牡蛎湯	
中間証	竹茹温胆湯		抑肝散	三物黄芩湯
虚証	加味帰脾湯	桂枝加竜骨牡蛎湯, 柴胡桂枝乾姜湯	抑肝散加陳皮半夏	酸棗仁湯, 帰脾湯

9) うつ病

うつ病は，気の異常，特に気滞の病態といえます。気滞が悪化すると気逆の病態にもなります。また，気虚，さらに血・水の異常へと拡大・悪化することもあります。漢方薬も気滞を中心にしたもの，気逆を中心にしたものをもとに，血・水への配慮もされて成り立っています。

表 5.14 うつ病治療に用いられる漢方薬

体力（証）	気血水の病態		
	気虚	気滞	気逆
実証			柴胡加竜骨牡蛎湯（＋気滞）
中間証		半夏厚朴湯	
虚証	六君子湯，補中益気湯，小建中湯，人参養栄湯（＋血虚・気逆）	香蘇散	加味帰脾湯（＋気滞）

10) 月経異常

月経異常には，血虚あるいは瘀血の病態が大きくかかわりますが，その他の随伴症状から，気・水に対する病態把握が要求されます。のぼせ・不安感・イライラなどは気逆，疲れやすい・風邪をひきやすい・足腰が弱いなどは気虚です。気分の落ち込み・やる気がない，などは気滞です。浮腫・めまい・頭痛などは水滞です。症状はさまざまで，同じ症状でも重症度のバランスが異なります。更年期障害も同じような考え方で対処します。

表5.15 月経異常治療に用いられる漢方薬

体力（証）	気血水の病態						
	気虚	気滞	気逆	血虚	瘀血	津液不足	水滞
実証〜中間証		女神散, 柴苓湯	女神散, 桂枝茯苓丸	芍薬甘草湯	女神散, 桂枝茯苓丸		柴苓湯
虚証	加味逍遥散, 当帰芍薬散, 芎帰膠艾湯	芎帰調血飲	加味逍遥散	加味逍遥散, 芍薬甘草湯, 芎帰膠艾湯, 芎帰調血飲, 温経湯	温経湯, 加味逍遥散	温経湯	当帰芍薬散

11）アレルギー性鼻炎

主な病態は気逆と水滞です．くしゃみは，発散性，下降性の流れを正常とする気が逆流した病態，つまり気逆です．鼻粘膜は，蒼白となり，浮腫状腫脹がみられ，これは水滞です．

表5.16 アレルギー性鼻炎治療に用いられる漢方薬

体力（証）	一般的症状のみ		付加的症状あり	
	胃腸虚弱なし	胃腸虚弱	鼻閉が強い	結膜炎
実・中間証	小青竜湯		葛根湯加川芎辛夷	越婢加朮湯
虚証	麻黄附子細辛湯	苓甘姜味辛夏仁湯		

12）変形性膝関節症

寒冷，湿気，過労などを誘因として発症あるいは悪化することがあります．罹患部位を中心に循環障害あるいは浮腫をきたします．つまり，瘀血と水滞が関与しています．

表5.17 変形性膝関節症治療に用いられる漢方薬

炎症度	気血水の病態		
	（－）あるいは気虚	水滞	瘀血・血虚
強		越婢加朮湯	
中間	薏苡仁湯，麻杏薏甘湯	防已黄耆湯	疎経活血湯
弱	桂枝加朮附湯		大防風湯

第6章
養生

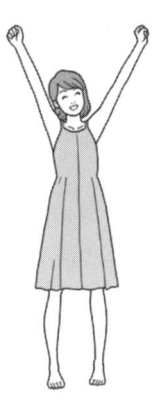

6.1　未病を治す

　東洋医学は大きく湯液，鍼灸，養生から構成されます．湯液と鍼灸は東洋医学的治療の中心的なものです．一方で，「未病を治す」との考え方から，東洋医学においては養生も大切な要素となっています．陰陽に則り，術数に合わせ，飲食に節度を保ち，労働と休息に一定の規律をもつことが大切としています．

6.2　日常生活指導

6.2.1　全般的な指導

　外邪・内邪を回避して，心情は安らかで静かにし，貪欲であったり妄想したりしないことが，養生の要点です．これにより，真気が調和し，精神も体の内部も保護することになります．養生を実践すれば，心は穏やかで，欲望が少なく，心境は安定し，恐れることが少なく，望むことは満たされ，食事をおいしく食べられ，衣服を心地よく着ることができ，風習を楽しみ，地位の高低を不服に思わず，誘惑に負けることがないとしています．通常は女子では49歳，男子では64歳で子供をつくることが不能となりますが，養生をわきまえれば，より高齢でも子供をつくることが可能としています．陰陽の調和を取るためには，七損八益の理解が重要としています．七損八益については，男女の生長老衰の特徴，房中術などさまざまな解釈がありますが，基本的には養生の重要性を指摘したものです．

6.2.2　季節に応じた指導

　四季の気候変化にしたがって生活をすることにより良い体調が維持されるとする養生法があり，これを実践することで疾病予防にも効果があるとされています（図6.1）．

　春は新たなものが発生する季節であり，万物の生長にまかせ，生長を援助する生活がよいのです．具体的には，夜は遅めに寝て早く起き，広く庭

図6.1 季節に応じた指導

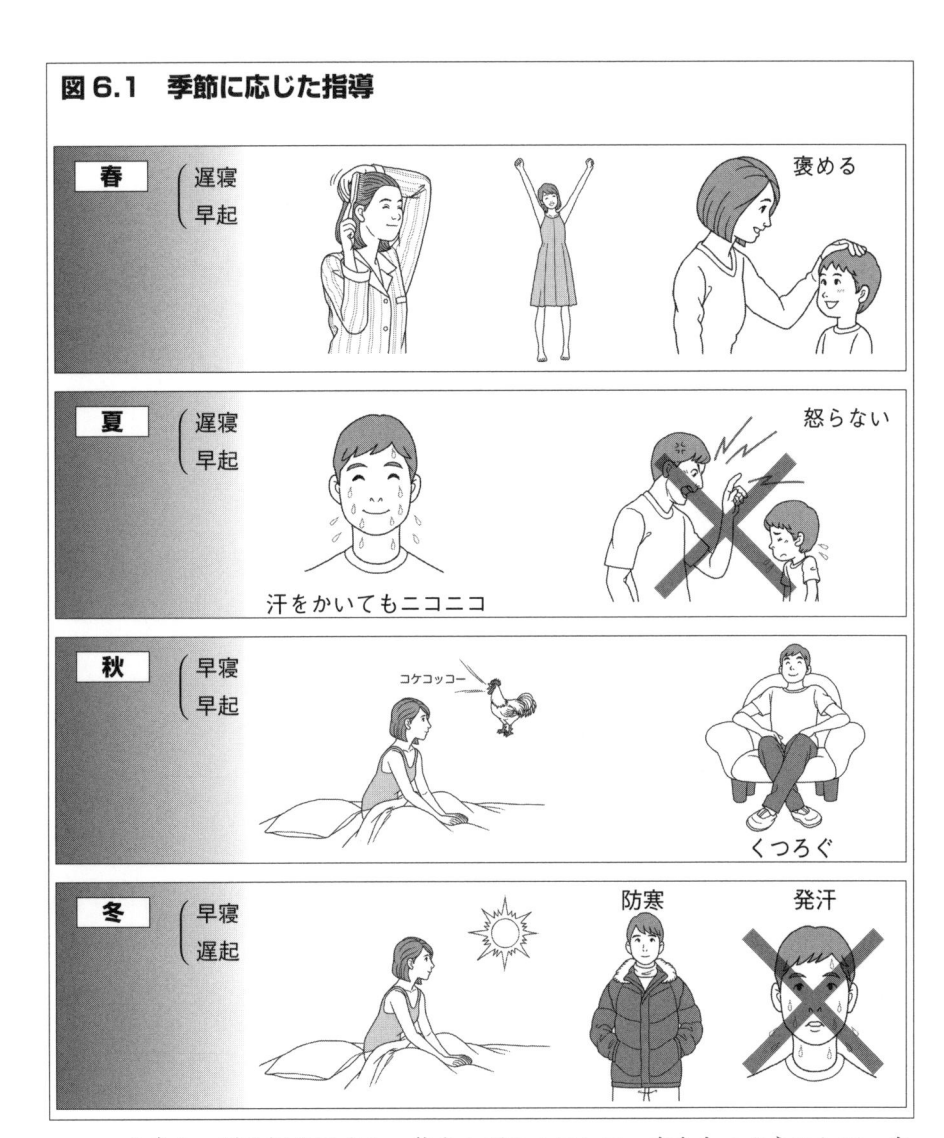

春 （遅寝／早起）　褒める

夏 （遅寝／早起）　汗をかいてもニコニコ　怒らない

秋 （早寝／早起）　コケコッコー　くつろぐ

冬 （早寝／遅起）　防寒　発汗✕

を歩き，髪を解きほぐし，体をのびやかにして，志をもつようにして，生かすことを心がけ，殺してはいけない，奪うことをしない，賞賛しても罰してはいけないのです。これに反すると肝気を損傷して夏に寒の病が発生します。また，春に風邪により損傷を受けると洞泄（水穀が化せず，下痢すること）となります。

　夏は繁栄秀麗の季節であり，体内の陽気を外に発散させることが大切で

す。具体的には，夜は遅めに寝て早く起き，夏の日中が長くて暑いという日を嫌がらないようにして，志をもつようにして，怒らないようにし，顔色をよくして，はつらつとするようにします。これに反すると心気を損傷して秋に瘧疾（おこり）が発生します。また，夏に暑邪により損傷を受けると秋に瘧疾となります。

秋は成熟収穫の季節であり，気を収斂させて肺気を清浄に保持しなければなりません。具体的には，早く寝て早く起き，鶏の鳴き声とともに，つまり，夜明けとともに起きるようにして，志をもってゆったりとした気分を維持するようにします。これに反すると肺気を損傷して冬に消化不良が発生します。また，秋に湿邪を受けると咳嗽・痿厥（手足が冷えて萎える病証）となります。

冬は閉塞伏蔵の季節であり，自らに害が及ばないように安静に温暖な状態を維持することが大切です。具体的には，早く寝て遅く起き，起きる時には必ず日の出を待って，志を心の中にしっかりとしまって，自分が有利な状況になるよう考慮して，寒くならないように暖かい状態を保ち，あまり汗をかかないように注意します。これに反すると腎気を損傷して春に手足が軟弱となり冷えてしまいます。また，冬に寒邪を受けると春に温病が発症します。

6.2.3　異常気候への対応

天の気と地の気がよく調和することにより天候が維持され，万物の生長繁栄も保たれます。このような天地の特徴を理解することは養生においても重要です。養生に精通することで，時として発生する天候の乱れにも対応できます。剋する対象となる季節（たとえば本来春なのに長夏のような気候）であれば病は軽いのですが，剋される元の季節（ここでは，本来，春なのに秋の気候）であれば病が重いとされます（**表6.1**）。

表6.1 異常気候と病状

本来の季節	異常となった季節	病状
春	長夏	軽
	秋	重
夏	秋	軽
	冬	重
長夏	冬	軽
	春	重
秋	春	軽
	夏	重
冬	夏	軽
	長夏	重

6.2.4 陰陽五行論の応用

　四季の気候変化により陰陽の状態も変化します。これは万物生命の開始から終焉に至るまで関係する重要な点です。東洋医学は，このような陰陽の変化に適応することをもとに「未病を治す」という疾病予防の重要性を説いています。人の生命活動と自然環境には，極めて親密に相通じる関係（**天人相応**）があり，生命の根源は陰陽にもとづいています。自然界のさまざまなものは，陰陽の二気に通じ，また自然界は五行を生じます。人体は陰陽の平衡状態が維持されることにより，健康を得ることができます。とりわけ陽気が十分機能することが重要です。また，四季の気候と飲食の五味は，ともに五臓に影響を及ぼします。このような陰陽・五味の調和を考慮した養生の道に謹むことが大切です（**図6.2**）。

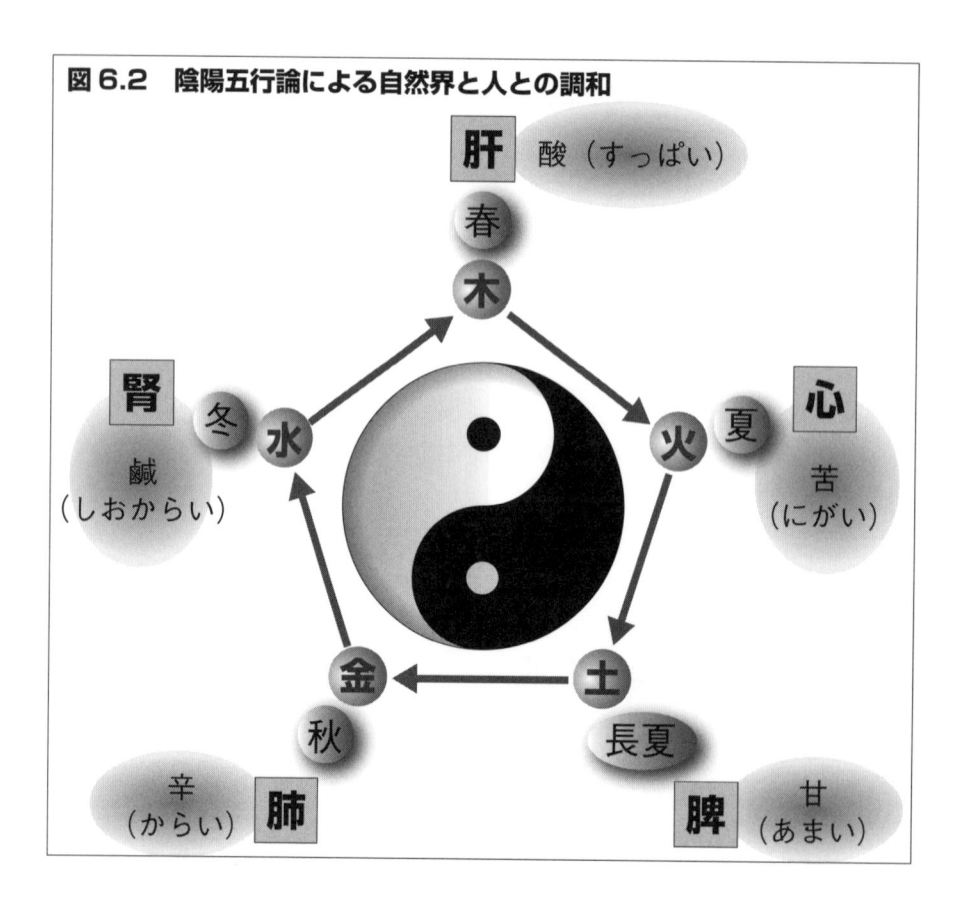

図6.2　陰陽五行論による自然界と人との調和

肝　酸（すっぱい）
春
木

腎
冬　水
鹹（しおからい）

火　夏　心
苦（にがい）

金　土
秋　長夏

辛（からい）　肺

脾　甘（あまい）

第7章

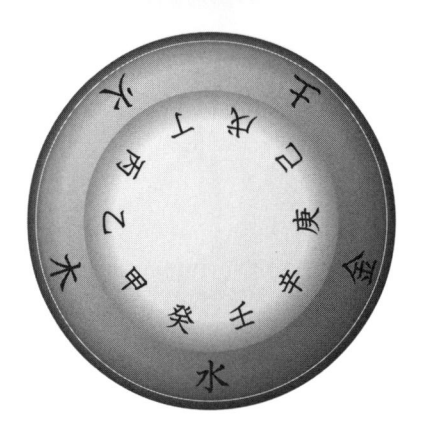

運気論

運気は五運六気を略したものです。**五運六気**とは，気候の変化および気候の変化が宇宙の万物，特に人類に対する影響を解釈するための古代論理方法です。**五運**は，土金水木火の五気の運行のことをいい，**六気**は，風・熱・火・湿・燥・寒の6種の気のことです。

五運と六気の両者を結合させて，自然環境の各方面と医学上の種々の関係を説明します。運気学説が医学に適用されたのは，古人が人と自然界の関係が非常に密接なものであり，人の生活すべてが必ず自然の変化と相適応するものであると認識していたからです。天地の間に人が存在し，天の気と地の気が昇降しながら天地の気が調和しますが，その昇降が乱れることで，天候の不順や人への悪影響，疾病が発生すると考えられていました（**図7.1**）。運気論によって，天時・気候の変化規律を掌握し，人が六淫外感に罹るかどうか判断します。運気論を理解するためには，陰陽五行学説および運気論における代表符号・**十干十二支**の運用について理解しなければなりません。なお**干支**とは，天干（十干）・地支（十二支）の略称です。

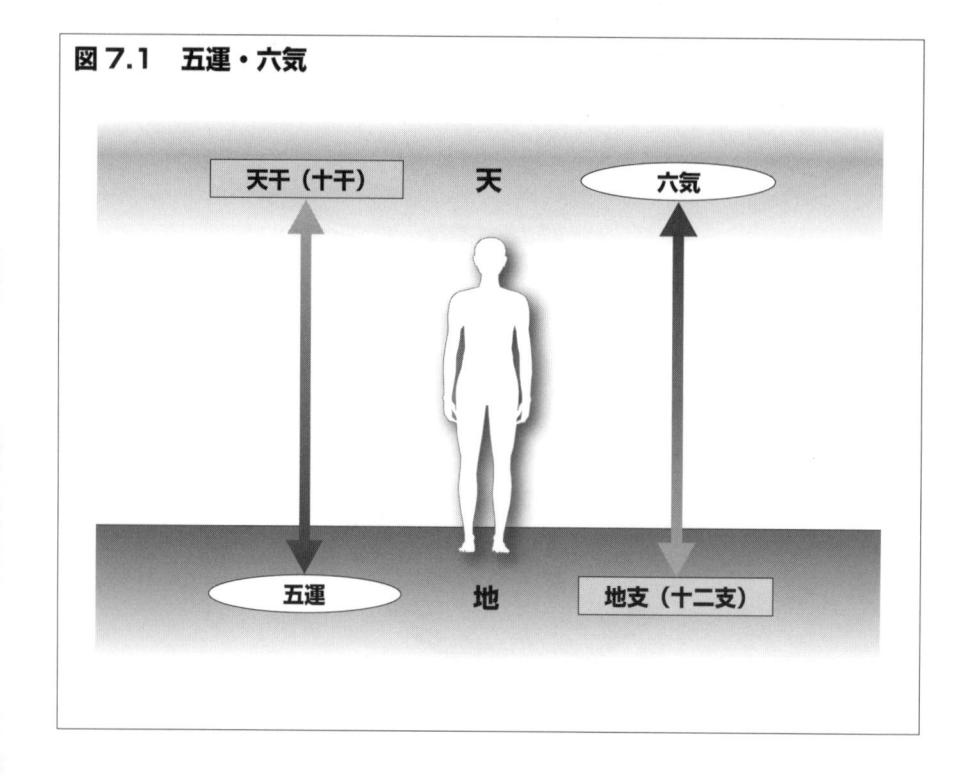

図7.1 五運・六気

7.1　干支

7.1.1　干支とは？

　　運気論の五運と六気の考え方から生まれました。この五運においては，五行に各々天の十干を配して，毎年の歳運（その年の運）を推し量るのです（**表7.1**）。十二支は六気に配当され，毎年の歳気（その年の気）を推し量ります（**表7.2**）。

表7.1　天干（十干）

	訓読み	意味	音読み		訓読み	意味	音読み
甲	きのえ	木の兄	こう	己	つちのと	土の弟	き
乙	きのと	木の弟	おつ	庚	かのえ	金の兄	こう
丙	ひのえ	火の兄	へい	辛	かのと	金の弟	しん
丁	ひのと	火の弟	てい	壬	みずのえ	水の兄	じん
戊	つちのえ	土の兄	ぼ	癸	みずのと	水の弟	き

表7.2　地支（十二支）

	訓読み	音読み	三陰三陽の配当
子	ね	し	少陰
丑	うし	ちゅう	太陰
寅	とら	いん	少陽
卯	う	ぼう	陽明
辰	たつ	しん	太陽
巳	み	し	厥陰
午	うま	ご	少陰
未	ひつじ	び	太陰
申	さる	しん	少陽
酉	とり	ゆう	陽明
戌	いぬ	じゅつ	太陽
亥	い	がい	厥陰

7.1.2 干支と日常生活

1) 干支を組み合わせた紀年法

毎年の年号は，すべて1つの天干と1つの地支との組み合わせとなっています（**表7.3**）。甲子から順々に癸亥まで計算すると合計60回となり，これを1周と称します。60年後（癸亥で終わる）にまた甲子から紀年しはじめます。このようにくり返し輪転し，60年中天干が6回，地支が5回くり返されます。

表7.3 六十年の干支を組み合わせる紀年表

天干	甲	乙	丙	丁	戊	己	庚	辛	壬	癸
地支	子	丑	寅	卯	辰	巳	午	未	申	酉
	戌	亥	子	丑	寅	卯	辰	巳	午	未
	申	酉	戌	亥	子	丑	寅	卯	辰	巳
	午	未	申	酉	戌	亥	子	丑	寅	卯
	辰	巳	午	未	申	酉	戌	亥	子	丑
	寅	卯	辰	巳	午	未	申	酉	戌	亥

7.1.3 運気論における干支の利用

1) 干支の陰陽の属性

天干・地支はそれぞれ陰陽に分類されます。干と支からみれば，天干は陽，地支は陰です。天干中にも地支中にも陰陽があります。干支の順序にしたがって配列して数えた時，奇数は陽で，偶数は陰です。天干中の甲・丙・戊・庚・壬は陽干に属し，乙・丁・己・辛・癸は陰干に属します。地支中の子・寅・辰・午・申・戌は陽支に属し，丑・卯・巳・未・酉・亥は陰支に属します。

2) 干支の運用法則

干支を運気論で運用する場合，「天干は運を取り，地支は気を取る」の考え方が採用されます。五運は，天干を五行に配して運用し歳運をうかがうものです。六気は，地支を三陰三陽（六気の代名詞）に配して運用し，歳気を推し量るものです。

表 7.4 干支の運用法則

①天干に五運を配する	②地支に三陰三陽の六気を配する
甲（陽）・己（陰）→土	子・午→少陰君火
乙（陰）・庚（陽）→金	丑・未→太陰湿土
丙（陽）・辛（陰）→水	寅・申→少陽相火
丁（陰）・壬（陽）→木	卯・酉→陽明燥金
戊（陽）・癸（陰）→火	辰・戌→太陽寒水
	巳・亥→厥陰風木

7.2 五運

　五運は地の陰陽ともいわれています。運とは輪転運動し，往来して止まざるの意であり，五行を天干に配合して運用し，毎年と各季節の気候変化の正常と異常とを分析し説明するものです（**図7.1**）。五運をさらに分けて大運・主運・客運の3種とします。

7.2.1　大運

　大運は中運とも称し，主として各年の歳運を総括します。これを用いて一年中の気候変化を説明し，同時に，客運を推測する基礎とします。

1）大運の推算法

　大運の推算方法には，干支の運用法則の（1）天干に五運を配する，を用います。5年で一循環します。5年の中で，各運は1年に相当しますから，五行相生の順序にしたがって土→金→水→木→火→土のように配列します。

2）太過・不及

　大運の年番には太過と不及の別があります。歳運の太過と不及は，天干の陰陽にもとづく区別で，陽干を太過，陰干を不及とします。たとえば甲・己は土運の年番に属し，甲は土運太過の年になり，己は土運不及の年になります。陽年（太過）は本気が流行し，陰年（不及）は剋己の気が流行し

ます。木を例にすると，本気が流行するとは，その年全体で，木の風の気候が活発となり，木を剋するはずの金の燥の気候を抑制し，また木自身が剋する土の湿の気候も抑制することです。一方，剋己の気が流行するとは，土の湿の気候が妄行して，逆に木の風の気候を侮り，木を剋する金の燥の気候が強くなることです。

7.2.2 主運

主運は，1年を5つの期間に区分した運季に分けて，通常の気候変化の常規を説明するものです。各運季の期間は毎年固定しており，各運季中における気候変化は，基本的には毎年一定です。

1) 主運推算法

主運は，大寒の日からはじめて，73日5刻（100刻が1昼夜）を1運（運季）とし，五行相生の順序によって推移します。木は初運，火は二運，土は三運，金は四運，水は終運となります。

2) 主運の気候常規

初運は木に属して風の気候が中心となり，二運は火に属して暑熱の気候が中心となり，三運は土に属して湿の気候が中心となり，四運は金に属して燥の気候が中心となり，終運は水に属して寒の気候が中心となります。

3) 主運における太過・不及

大運の太過・不及を主運の相当する期間の中に当てはめます。次に，これ以外の期間に交互に太過・不及を当てはめます。以上により，主運の太過・不及が決定されます。

7.2.3 客運

客運は，1年において5つの運季の異常な気候変化を説明するものです。これは毎年変更があり，各季にも不同があります。あたかも客の往来のようであるので，これを客運といいます。

1) 客運推算法

客運は大運の年番の年干にもとづきます。すなわち大運の年干を客運の初運とし，1年5つの運季の気候を推定します。たとえば甲己年の大運が土なので，客運は土運から起算して，五行相生の順序によって二運は金，三運は水，四運は木，終運は火となります。

表7.5 逐年推算客運表

年干	初	二	三	四	終
甲己	土	金	水	木	火
乙庚	金	水	木	火	土
丙辛	水	木	火	土	金
丁壬	木	火	土	金	水
戊癸	火	土	金	水	木

2）客運の太過・不及

　客運の太過と不及，および気候変化との関係は，大運の規律と一致します。客運の初運となる年干から客運の太過・不及を決定します。次に，決定した主運の太過・不及をそのまま客運の第二期間から第五期間に当てはめます。主運と異なり，客運の第一期間は大運にしたがって変わります。この際，客運においても太過・不及の順序は木→火→土→金→水によって決定されます。たとえば，大運は土の太過であったとすると，主運における太過・不及は木太過→火不及→土太過→金不及→水太過となり，客運における太過・不及は土太過→金不及→水太過→木太過→火不及となるのです。土太過→金不及→水太過→木不及→火太過とはなりません。

7.3　六気

　六気は三陰三陽でも表現され，地支を結合して1年中の正常な気候変化と，各年の気候の異常変化とを説明します。天の陰陽ともいわれています。毎年の六気は，主気・客気の2種に分けられます。主気は通常の気候について，客気は異常に変化した気候について用いられます。

7.3.1　主気

　主気は，一年中の気候の正常な規律を説明する場合に用いられます。六気が関与する時期や気候が固定しています。

1）主気推算法

主気が時を担当する1年を，6区分（六歩といいます）にして，二十四節気を六歩の中に分属させます。1年が大寒の日にはじまるのですが，4つの節気で一歩を巡ることになります。その順序は初めの気は厥陰風木，第2の気は少陰君火，第3の気は少陽相火，第4の気は太陰湿土，第5の気は陽明燥金，終わりの気は太陽寒水となります。

2）主気の気候常規

主気は主運の意義と同じですが，担当する期間が異なります。五運に加えて，六気で歩の気候を判断すればさらに詳細になります。たとえば四季の気候は一般に春は暖かく（風）・夏は暑く（暑・火）・秋は涼しく（燥）・冬は寒く，また長夏（6月）は湿を担当します。

表7.6　六歩六気（主気）と二十四節との関係

六歩	初	二	三	四	五	終
六気（主気）	初之気厥陰風木	二之気少陰君火	三之気少陽相火	四之気太陰湿土	五之気陽明燥金	終之気太陽寒水
節序	大寒	春分	小満	大暑	秋分	小雪
	立春	清明	芒種	立秋	寒露	大雪
	雨水	穀雨	夏至	処暑	霜降	冬至
	驚蟄（啓蟄）	立夏	小暑	白露	立冬	小寒

なお，大寒は1月20日頃，春分は3月21日頃，小満は5月21日頃，大暑は7月23日頃，秋分は9月23日頃，小雪は11月23日頃を指します。

3）太過・不及

子・午・寅・申・辰・戌は太過，卯・酉・巳・亥・丑・未は不及を主るとしています。太過の場合は緩やかに到来し，作用は持続的です。一方，不及の場合は突然到来して，作用が消失します。

7.3.2　客気

客気は気候の異常変化を説明する場合に用いられます。それは年々移転するもので，主気が固定していることと対照的です。五運の大運が太過の歳では，客気が旺盛で，客気にもとづく気候となることが多く，逆に五運

の大運が不及の歳には，客気が弱く主気に従うことが多いのです。また，客気が主気を剋する関係にある場合に客気が働きやすいとされています。つまり，在泉の左間が初之気に対して，司天の右間が二之気に対して，司天が三之気に対して，司天の左間が四之気に対して，在泉の右間が五之気に対して，在泉が終之気に対して剋する関係にある場合です。このような場合，気候の変調をきたしやすく，また疾患にも罹患しやすいのです。

1）客気推算法

客気の推移は陰陽の気の多少で先後の順序とします。すなわち厥陰（一陰）→少陰（二陰）→太陰（三陰）→少陽（一陽）→陽明（二陽）→太陽（三陽）です。客気も主気と同じように6種類に分類され，司天・在泉・各々の左右の間気があります。客気の六気は，在泉の左間を初之気，司天の右間を二之気，司天を三之気，司天の左間を四之気，在泉の右間を五之気，在泉を終之気として分けられます。**図7.2**のように配置されて，1年に1つず

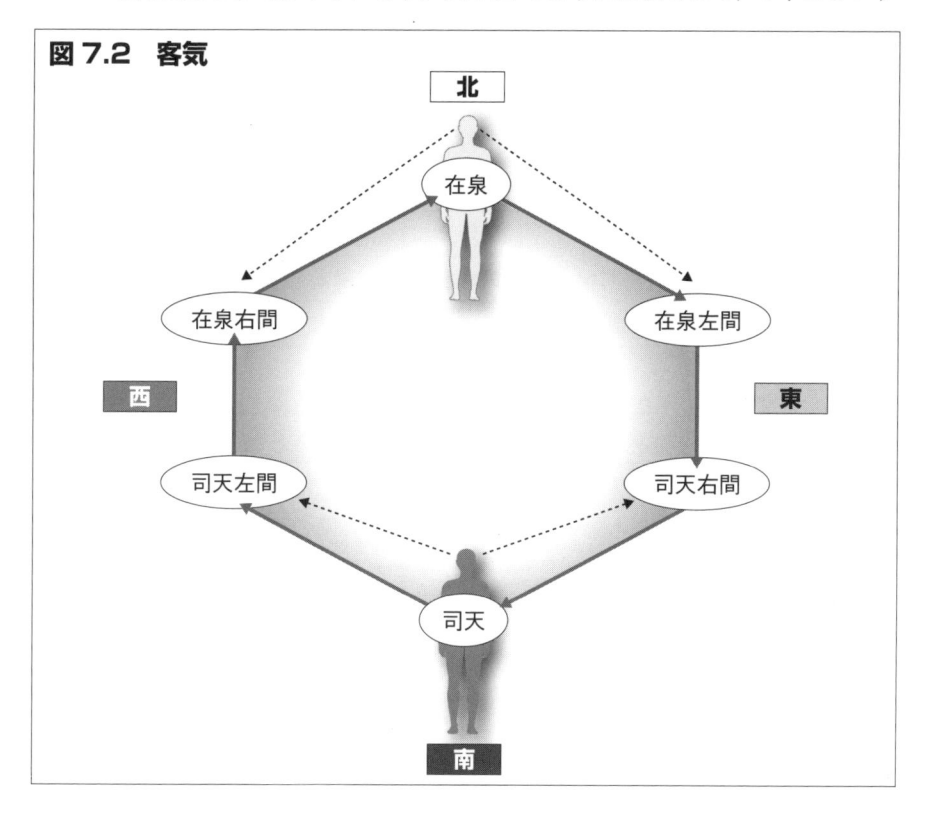

図7.2　客気

つ移動していきます。このように六気は6年で1循環します。

時間の流れは図7.2中の→の通りです。

1年経過すると，客気は→と反対の向きに移動することになります。たとえば，司天にいた客気は翌年には司天の右間に移動します。他の客気も同様です。

客気の配置は，毎年の地支の符号にもとづいて，地支に三陰三陽の規律を配することにより，まず司天が決定されます。司天が定まれば，在泉，各左右間に，順に三陰三陽を当てはめればよいのです。このように毎年1回転換するので，6年に6つの異なった司天・在泉・左右の間気があるわけです（**表7.7**）。

表7.7　年支と司天在泉，左右間の規律

六歩	初	二	三	四	五	終
年支六気（客気）	在泉の左間	司天の右間	司天	司天の左間	在泉の右間	在泉
子午	太陽寒水	厥陰風木	少陰君火	太陰湿土	少陽相火	陽明燥金
丑未	厥陰風木	少陰君火	太陰湿土	少陽相火	陽明燥金	太陽寒水
寅申	少陰君火	太陰湿土	少陽相火	陽明燥金	太陽寒水	厥陰風木
卯酉	太陰湿土	少陽相火	陽明燥金	太陽寒水	厥陰風木	少陰君火
辰戌	少陽相火	陽明燥金	太陽寒水	厥陰風木	少陰君火	太陰湿土
巳亥	陽明燥金	太陽寒水	厥陰風木	少陰君火	太陰湿土	少陽相火

1年中の司天在泉は，陰陽の属性に差異があります。たとえば陽が司天ならば陰は在泉となり，陰が司天ならば陽が在泉となります。そのうち少陰と陽明・太陰と太陽・厥陰と少陽は相合して輪転します。四歩の間気は司天在泉の移転にしたがって，さらに陰陽昇降の道理を含んでいます。すなわち陰が上がれば陽は下り，陽が上がれば陰が下ります。もし太陽の司天が移転して厥陰が司天になると，もともと在泉の右間にあった少陰が司天の左間に上がり，もともと司天の右間にあった陽明が在泉の左間に下ります。このような司天・在泉の移転が順調に行われ，天地の気の昇降が順調であることで，生成化育の作用はよい状態に保たれます。

2) 客気の気候に与える影響

主気のもつ作用と同様で，厥陰は風，少陰は熱，太陰は湿，少陽は火，陽明は燥，太陽は寒の作用をもっています。

3) 客気の勝復変化

年前半に起こった異常な気候を発生させる客気を勝気といい，年後半には勝気に相反する気候を起こす客気を復気といいます（**図7.3**）。もしも年前半に熱気がひどいと，年後半は寒気におそわれることなどです。これは客気の作用の中でも強い異常変化です。

勝復の気が毎年あるか否かについては，一定の規律はありません。年前半に勝気があれば，年後半にはじめて復気があり，もし勝気がなければ，復気もありません。勝気があるのに，復気がなければ，災害が発生します。

このように，年前半に異常気象が発生した場合に，災害発生の指標として年後半に相反する気候となるかどうかを注意深く見守っていたのです。

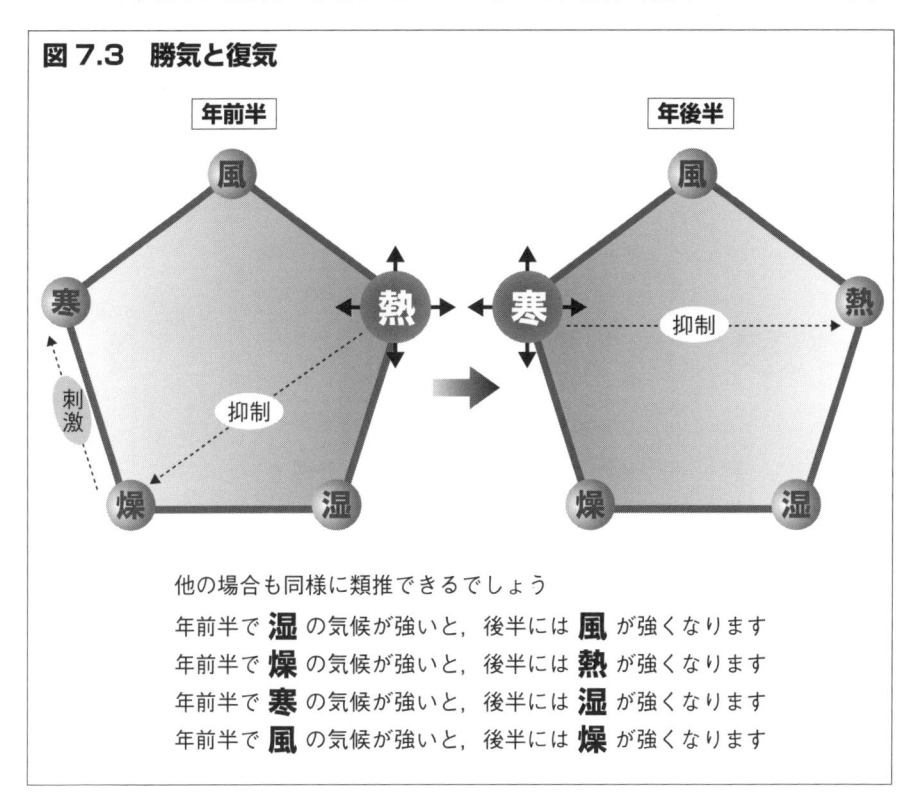

図7.3　勝気と復気

他の場合も同様に類推できるでしょう

年前半で **湿** の気候が強いと，後半には **風** が強くなります
年前半で **燥** の気候が強いと，後半には **熱** が強くなります
年前半で **寒** の気候が強いと，後半には **湿** が強くなります
年前半で **風** の気候が強いと，後半には **燥** が強くなります

7.4 運気論による天候・体調の予測と治療

7.4.1 医学からみた運気論の特徴

　運気論は，古代において気候変化と人体への影響を推測するための論理方法として発達したものです。特に，医学における運用で主要なものは，六淫という急性外感病の病因を確立したことです。さらに発病後の経過から総合的に帰納して，六淫発病の基本病理を引き出して，診断治療の参考にしたのです。

7.4.2 天候の変化が及ぼす人体への影響

　気候の特徴は風・熱・火・湿・燥・寒の6種類に分けられ，その影響は

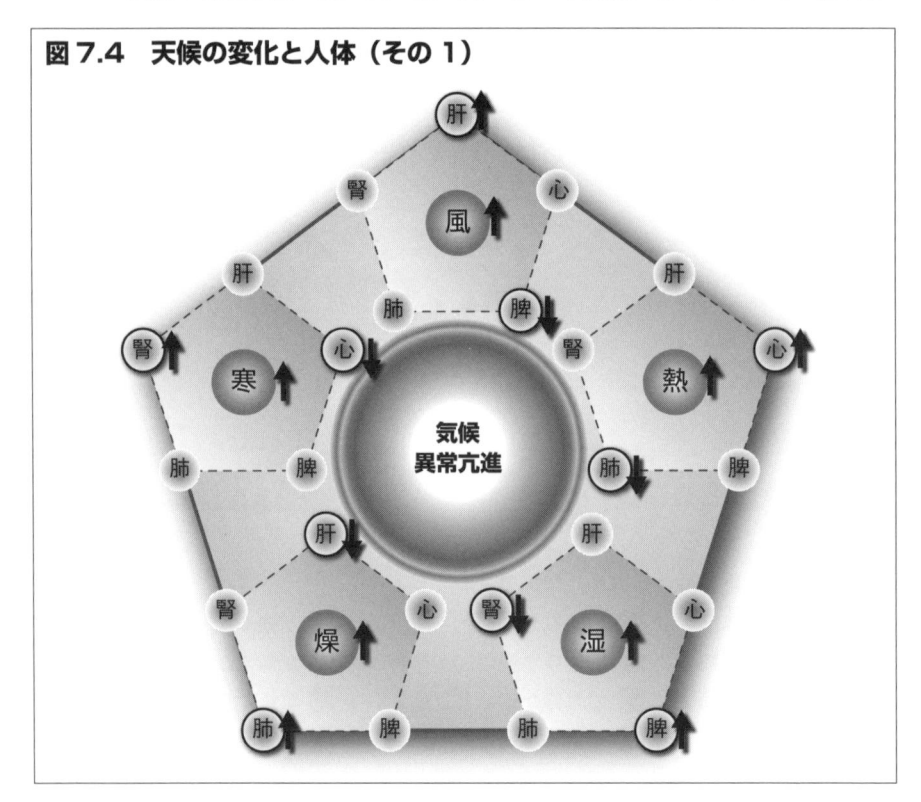

図7.4　天候の変化と人体（その1）

直接的には風は肝へ，熱・火は心へ，湿は脾へ，燥は肺へ，寒は腎へ及びます。そして，各種気候の特徴が旺盛になる（太過，勝気，復気など）あるいは減弱することで，五臓への影響が異なってきます。旺盛になる場合には，その気候に対応する臓の機能が過剰となり，剋される臓が侵されます（**図7.4**）。たとえば風の気候が旺盛になると肝気が過剰となって，脾気を傷つけます。一方，減弱する場合には，その気候に対応する臓の機能が低下するとともに剋される元の臓と剋される元の臓の機能が過剰となります（**図7.5**）。たとえば風の気候が減弱すると肝気が低下して，脾気と肺気が過剰となります。

7.4.3　治療における運気論の運用

治療において，運気論を応用する原則は，外因の性質と発病後における症状の特徴との関連性を確認したうえで，治療のための薬物がもつ五味や

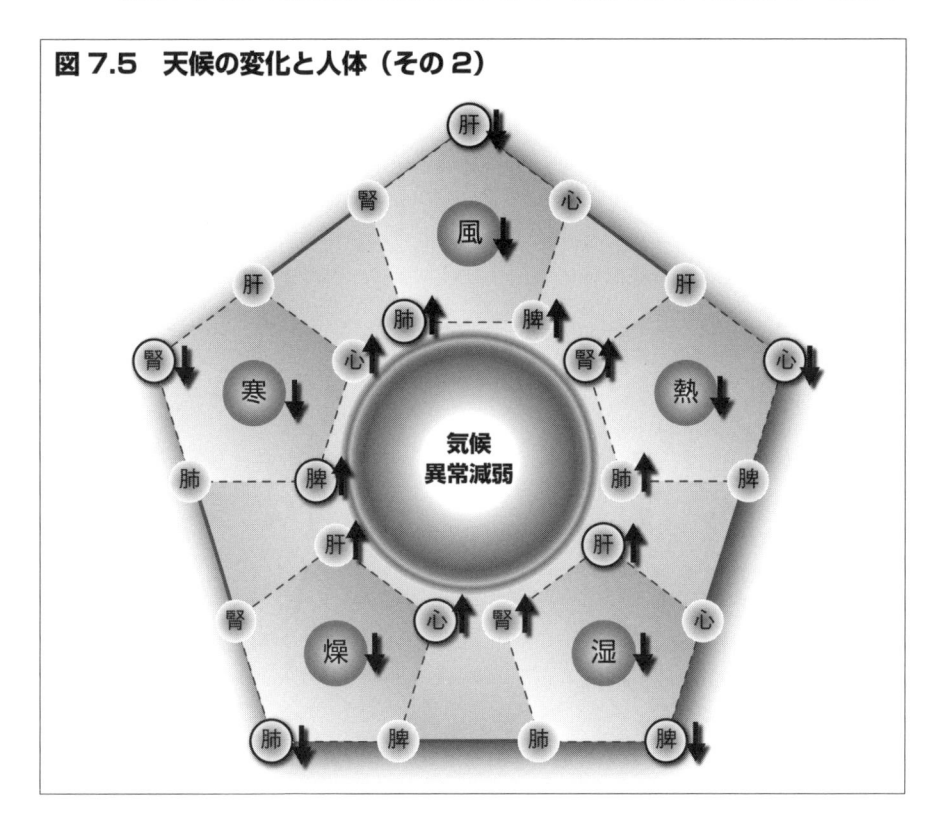

図7.5　天候の変化と人体（その2）

鍼灸における取穴部位と効能を把握することです。運気論によって，気候変化と人体発病の関係が明瞭となるので，診断治療をより有効に行うことができるのです（図7.6）。

7.5 運気の具体的運用

7.5.1 運気論の運用手順

1) 五運の大運（中運）とその過多・不及を求めます。
2) 五運の主運は固定していることを確認します。次に客運の初運の太過

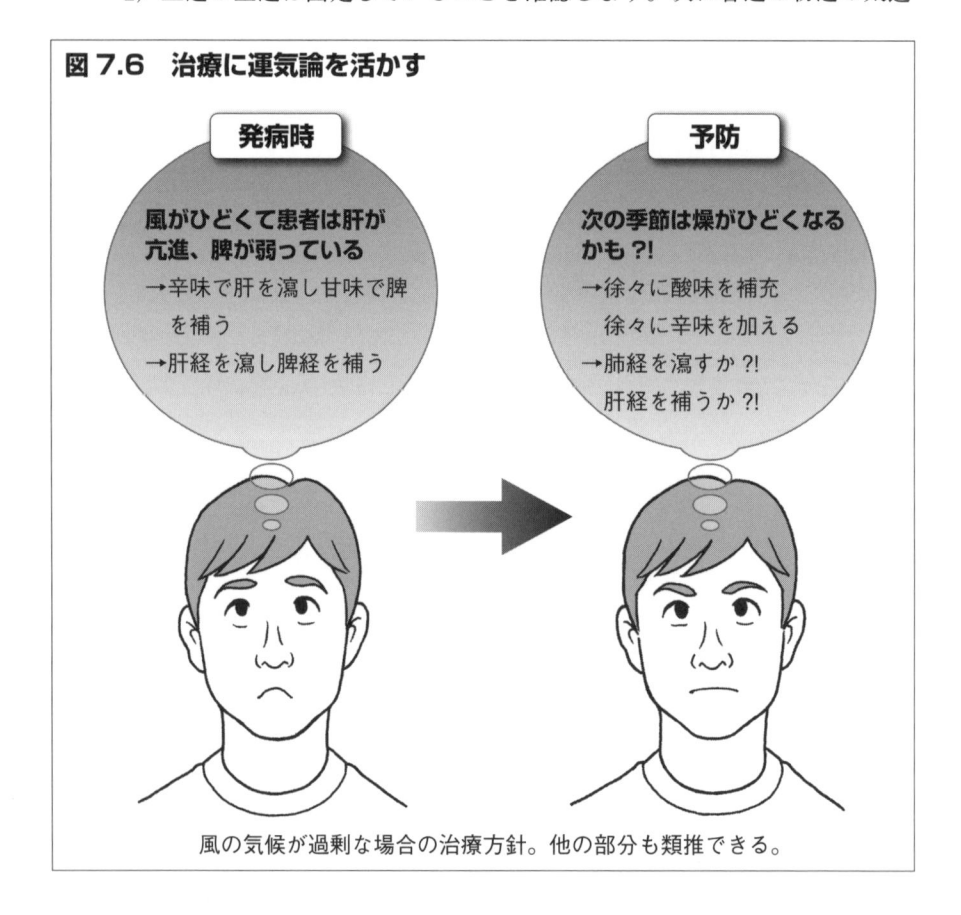

図7.6 治療に運気論を活かす

【発病時】
風がひどくて患者は肝が亢進、脾が弱っている
→辛味で肝を瀉し甘味で脾を補う
→肝経を瀉し脾経を補う

【予防】
次の季節は燥がひどくなるかも?!
→徐々に酸味を補充
　徐々に辛味を加える
→肺経を瀉すか?!
　肝経を補うか?!

風の気候が過剰な場合の治療方針。他の部分も類推できる。

あるいは不及を確認して，主運の太過・不及を決定します。
3) 五運の客運を求めます。過多・不及は大運と同様です。
4) 六気の主気は固定していることを確認します。
5) 六気の客気を求めます。まず司天を求めます。
① 1年全体の客気を司天で代表させれば，これで終了となります。
② 年前半の客気を司天とする場合には，年後半の客気である在泉を求めます。
③ 1年を六歩に分類する場合には，司天（三之気），在泉（終之気）の他，各々左右間（一，二，四，五之気）を求めます。客気と主気の関係から，客気の強弱を判断します。

7.5.2　具体例の提示

それでは，2011年の運気をみてみましょう。干支で示すと辛卯です。
1) 五運の中運は辛年ですから，水運不及です。つまり，1年を通じて，寒冷の気候が弱く，乾燥の気候と湿気の気候が旺盛となります。人体では肝気が弱くなり，脾気や肺気が過剰となります。
2) 五運の主運は木運→火運→土運→金運→水運です。客運の初運は水運で不及となります。ですから，主運の太過・不及は，木運（不及）→火運（太過）→土運（不及）→金運（太過）→水運（不及）となります。つまり1年を5分割すると，風の気候が弱い→熱気の気候が強い→湿気の気候が弱い→乾燥の気候が強い→寒冷の気候が弱い，という経過をとります。人体への影響も順次変化していきます。
3) 五運の客運は水運（不及）→木運（不及）→火運（太過）→土運（不及）→金運（太過）となります。つまり，気候が乱れる場合，1年を5分割すると，最初の期間においては寒冷の気候が異常に弱くなって，乾燥や湿気の気候が異常に強くなります。それ以降の時期における気候の異常変化や人体への影響も同様に類推してください。
4) 六気の主気は，厥陰風木→少陰君火→少陽相火→太陰湿土→陽明燥金→太陽寒水と変化します。主運と同じく毎年変わりません。
5) 六気の客気を3) によって導きましょう。卯年ですから，太陰湿土→少陽相火→陽明燥金→太陽寒水→厥陰風木→少陰君火と変化します。つまり，気候が乱れる場合には，本来風気が作用する時期に湿気が異常に作用

します。本来火気が作用する時期はあまり変化しません。本来火気が作用する時期には燥気が異常に作用し，本来湿気が作用する時期には水気が異常に作用します。本来水気が作用する時期には火気が異常に作用します。すべての客気は主気を剋する関係にはないので，客気が強く働くことはありません。人体への影響も同様に類推してください。

索引

あ行

足厥陰肝経　41
　—の異常　79
足少陰腎経　41
　—の異常　75
足少陽胆経　41
　—の異常　78
足太陰脾経　41
　—の異常　71
足太陽膀胱経　41
　—の異常　74
足陽明胃経　41
　—の異常　70
阿是穴　40
圧迫法　133,136
アーユルベーダ　4
安中散（あんちゅうさん）
　152
あん摩の種類　133
あん摩マッサージ指圧師
　7
胃　31
　—の異常　61
異病同治　149
陰　10
陰虚　53
陰経　36
陰病位　82
陰陽可分　11
陰陽互根　11
陰陽消長　11
陰陽対立　11
陰陽転化　11
陰陽論　10
運気論　176
温経湯（うんけいとう）
　156

営気　20
滎穴　42
営分病　84
栄養作用　18
衛気　20
エキス製剤　145
越婢加朮湯（えっぴかじゅつとう）　156
干支　164
衛分病　84
横　15
黄耆建中湯（おうぎけんちゅうとう）　152
嘔逆　50
黄連解毒湯（おうれんげどくとう）　152
押手　110
温煦作用　19
温鍼　117

か行

外因　85
咳逆上気　50
火鍼　116
葛根湯（かっこんとう）
　151
葛根湯加川芎辛夷（かっこんとうかせんきゅうしんい）　156
滑脈　98
加味帰脾湯（かみきひとう）　155
加味逍遥散（かみしょうようさん）　156
肝　26
　—の異常　53
韓医学　4
肝陰虚　55
肝瘀血　55
肝気逆　54
肝気虚　53

肝気滞　54
肝血虚　55
丸剤　145
寒証　47
肝津液不足　55
肝水滞　55
肝胆湿熱　55
寒熱　47
漢方医学　4
漢方薬　144
　—の副作用　148
肝陽虚　53
気　18
　—の異常　48
気機　32
気逆　50
気虚　48
奇経　35,38
奇穴　40
奇恒の腑　24
気滞　49
帰脾湯（きひとう）　154
気分病　84
逆　13
客運　168
客気　170
芎帰調血飲（きゅうきちょうけついん）　156
きゅう師　6
灸法　126
強擦法　135
虚実　47
虚証　47
緊脈　100
九味檳榔湯（くみびんろうとう）　153
経穴　40,42
軽擦法　133,135
桂枝加芍薬湯（けいしかしゃくやくとう）　152
桂枝加芍薬大黄湯（けい

しかしゃくやくだいおうとう）152
桂枝加朮附湯（けいしかじゅつぶとう）156
桂枝湯（けいしとう）151
経脈　35
経絡　35
経絡診　95
血　20
　—の異常　50
　—の作用　21
厥陰経　36
厥陰病　83
郄会配穴法　123
郄穴　44
血寒　52
厥逆　50
血虚　50
血熱　51
血分病　84
厥冷　50
原穴　43
弦脈　99
交会穴　44
合穴　42
毫鍼　110
香蘇散（こうそさん）155
叩打法　133,136
後天の気　18
後天の精　22
五運　164,167
五運六気　164
五行　13
五行論　13
牛車腎気丸（ごしゃじんきがん）154
呉茱萸湯（ごしゅゆとう）154
五臓六腑　24

五兪穴　42
五兪配穴法　122
五要穴　43
五淋散（ごりんさん）154

さ行

剤型　145
柴胡加竜骨牡蛎湯（さいこかりゅうこつぼれいとう）153
柴胡桂枝乾姜湯（さいこけいしかんきょうとう）151
柴胡桂枝湯（さいこけいしとう）152
細脈　100
数脈　98
刺手　110
三黄瀉心湯（さんおうしゃしんとう）155
散剤　145
三焦　24,35,67
酸棗仁湯（さんそうにんとう）155
三物黄芩湯（さんもつおうごんとう）155
三稜鍼　116
指圧の種類　136
四逆散（しぎゃくさん）155
歯痕　96
四診　90
耳鍼療法　118
四総穴　44
七情　86
十干　164
十干十二支　164
実証　47
自病　16
刺法　107

瀉法　47
十四経　36
柔道整復師　7
十二経脈　36
十二支　164
揉捏法　133,136
渋脈　98
主運　168
主気　169
粛降　32
取穴　120
潤腸湯（じゅんちょうとう）153
証　46
少陰経　37
少陰病　83
傷寒　82
勝気　173
小柴胡湯（しょうさいことう）151
小柴胡湯加桔梗石膏（しょうさいことうかききょうせっこう）151
小青竜湯（しょうせいりゅうとう）156
小腸　29
　—の異常　59
昇提作用　26
小児鍼　118
生薬　144
少陽経　37
少陽病　82
所生病　68
心　28
　—の異常　56
腎　33
　—の異常　65
心陰虚　58
腎陰虚　67
津液　22
　—の異常　52

心瘀血 58
腎瘀血 66
心気逆 57
腎気逆 66
心気虚 56
腎気虚 65
心気滞 56
腎気滞 66
心血虚 57
腎血虚 66
心津液不足 58
腎津液不足 66
心水滞 58
腎水滞 67
振せん法 133,136
心包 34
　—の異常 67
鍼麻酔 120
心陽虚 56
腎陽虚 66
水逆 50
水穀の気 18
水滞 53
推動作用 18
精 22
　—の異常 53
井穴 42
清心蓮子飲（せいしんれんしいん）154
整復法 141
舌下静脈怒張 97
接触鍼 118
切診 95
舌診 95,96
舌体 96
舌苔 96
是動病 68
川芎茶調散（せんきゅうちゃちょうさん）154
煎じ薬 145
先天の気 18

先天の精 22
宣発 32
臓 24
相剋 13
相乗 13
相生 13
相侮 15
臓腑 24
疎経活血湯（そけいかっけつとう）156

た行
太陰経 36
太陰病 82
大運 167
大黄甘草湯（だいおうかんぞうとう）153
大黄牡丹皮湯（だいおうぼたんぴとう）153
太極図 11
大柴胡湯（だいさいことう）151
大承気湯（だいじょうきとう）153
大腸 33
　—の異常 65
太陽経 37
太陽病 82
胆 28
　—の異常 56
短脈 100
竹茹温胆湯（ちくじょうんたんとう）155
地支 164
地図状舌 96
遅脈 98
中医学 4
調胃承気湯（ちょういじょうきとう）153
釣藤散（ちょうとうさん）154

長脈 100
猪苓湯（ちょれいとう）154
沈脈 98
通導散（つうどうさん）153
手厥陰心包経 41
　—の異常 76
手少陰心経 41
　—の異常 72
手少陽三焦経 41
　—の異常 77
手太陰肺経 41
　—の異常 69
手太陽小腸経 41
　—の異常 73
手陽明大腸経 41
　—の異常 69
伝化の腑 24
天干 164
天人相応 161
伝統医学 3
桃核承気湯（とうかくじょうきとう）153
当帰建中湯（とうきけんちゅうとう）152
同病異治 149
得気 113
督脈の異常 80

な行
内因 85
濡養作用 21
女神散（にょしんさん）156
人参湯（にんじんとう）152
任脈の異常 81
熱証 47

は行

肺　31
　　―の異常　61
肺陰虚　63
肺瘀血　63
肺気逆　62
肺気虚　61
肺気滞　62
配穴　120
肺血虚　62
肺津液不足　63
肺水滞　63
肺陽虚　62
麦門冬湯（ばくもんどうとう）　151
八会穴　44
八脈配穴法　122
抜火罐　140
八綱分類　47
八総穴　44,122
はり師　6
鍼治療　129
　　―の副作用　128
鍼の種類　106
半夏厚朴湯（はんげこうぼくとう）　155
半夏瀉心湯（はんげしゃしんとう）　152
瘢痕灸　124
半表半裏　47
脾　30
　　―の異常　59
脾陰虚　61
脾瘀血　60
脾気逆　60
脾気虚　59
脾気滞　60
脾血虚　60
脾津液不足　61
脾水滞　61
皮内鍼　118
皮膚鍼　118

病因　85
脾陽虚　60
表証　47
表裏　47
表裏配穴法　122
腑　24
復気　173
腹診　95,100
茯苓飲（ぶくりょういん）　152
扶正祛邪　127
不内外因　85
浮脈　98
聞診　92
平胃散（へいいさん）　152
平脈　98
防已黄耆湯（ぼういおうぎとう）　153
膀胱　34
　　―の異常　67
方剤　146
望診　90
防風通聖散（ぼうふうつうせいさん）　153
募穴　44
補瀉手法　114
補中益気湯（ほちゅうえっきとう）　154
補法　47
奔豚気　50

ま行
麻黄湯（まおうとう）　151
麻黄附子細辛湯（まおうぶしさいしんとう）　151
麻杏薏甘湯（まきょうよくかんとう）　156
麻子仁丸（ましにんがん）

153
マッサージの種類　135
未病　2,158
脈診　95,97
無瘢痕灸　124
もぐさ　117,126
問診　93

や行
腧穴　38
兪穴　42,44
ユナニ　4
兪募配穴法　121
陽　10
陽虚　49
陽経　36
養生　158
陽病位　82
陽明経　37
陽明病　82
薏苡仁湯（よくいにんとう）　156
抑肝散（よくかんさん）　155
抑肝散加陳皮半夏（よくかんさんかちんぴはんげ）　155

ら行
絡穴　44
絡脈　35,38
裏証　47
六君子湯（りっくんしとう）　152
竜胆瀉肝湯（りゅうたんしゃかんとう）　154
苓甘姜味辛夏仁湯（りょうかんきょうみしんげにんとう）　156
六淫　85
六気　85,164,169

著　者
西村　甲
にしむら　こう

1987 年　東京医科大学医学部医学科卒業
現　在　鈴鹿医療科学大学保健衛生学部鍼灸学科教授

NDC490.9　190p　21cm

絵でわかるシリーズ
え
絵でわかる東洋医学
え　　　　とうよういがく

2011 年 8 月 30 日　第 1 刷発行
2016 年 2 月 4 日　第 3 刷発行

著　者　西村　甲
　　　　にしむら　こう
発行者　鈴木　哲
発行所　株式会社　講談社
　　　　〒112-8001　東京都文京区音羽 2-12-21
　　　　　　　販売　(03) 5395-4415
　　　　　　　業務　(03) 5395-3615
編　集　株式会社　講談社サイエンティフィク
　　　　代表　矢吹俊吉
　　　　〒162-0825　東京都新宿区神楽坂 2-14　ノービィビル
　　　　　　　編集　(03) 3235-3701
DTP　　株式会社エヌ・オフィス
印刷所　株式会社平河工業社
製本所　株式会社国宝社

落丁本・乱丁本は，購入書店名を明記のうえ，講談社業務宛にお送り下さい．送料小社負担にてお取替えします．なお，この本の内容についてのお問い合わせは，講談社サイエンティフィク宛にお願いいたします．定価はカバーに表示してあります．

© Ko Nishimura, 2011

本書のコピー，スキャン，デジタル化等の無断複製は著作権法上での例外を除き禁じられています．本書を代行業者等の第三者に依頼してスキャンやデジタル化することはたとえ個人や家庭内の利用でも著作権法違反です．

JCOPY　〈(社) 出版者著作権管理機構　委託出版物〉

複写される場合は，その都度事前に (社) 出版者著作権管理機構 (電話 03-3513-6969，FAX 03-3513-6979，e-mail: info@jcopy.or.jp) の許諾を得て下さい．

Printed in Japan
ISBN978-4-06-154761-2

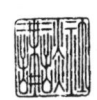

講談社の自然科学書

複雑な生命のしくみが一目でわかる！
絵でわかるシリーズ

ゲノム、免疫、脳の働きなど、生命のしくみは、とかく複雑でわかりにくいもの。ややこしい文章を読むだけでは、なかなか頭に入ってこない。そんな悩みを一挙に解消！　わかりやすいイラストを満載した、一目瞭然の入門書シリーズ。

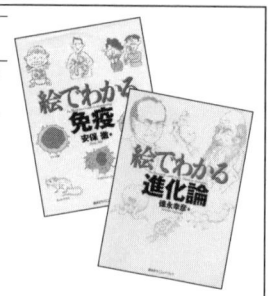

絵でわかる 漢方医学
入江 祥史・著　A5・190頁・本体2,200円

絵でわかる 人類の進化
斎藤 成也・編　A5・198頁・本体2,000円

絵でわかる 免疫
安保 徹・著　A5・174頁・本体2,000円

絵でわかる 脳のはたらき
黒谷 亨・著　A5・174頁・本体2,000円

絵でわかる 遺伝子治療
野島 博・著　A5・191頁・本体2,200円

新版 絵でわかる ゲノム・遺伝子・DNA
中込 弥男・著　A5・173頁・本体2,000円

絵でわかる 地図と測量
中川 雅史・著　A5・191頁・本体2,200円

絵でわかる 動物の行動と心理
小林 朋道・著　A5・191頁・本体2,200円

絵でわかる プレートテクトニクス
是永 淳・著　A5・190頁・本体2,200円

絵でわかる がんと遺伝子
野島 博・著　A5・198頁・本体2,000円

絵でわかる 樹木の知識
堀 大才・著　A5・191頁・本体2,200円

絵でわかる 植物の世界
大場 秀章・監修　清水 晶子・著　A5・174頁・本体2,100円

絵でわかる 生態系のしくみ
鷲谷 いづみ・著　A5・173頁・本体2,000円

絵でわかる 自然エネルギー
御園生 誠ら・著　A5・157頁・本体2,000円

休み時間の免疫学 第2版
齋藤 紀先・著　A5・223頁・本体2,000円

休み時間の解剖生理学
加藤 征治・著　A5・255頁・本体2,200円

休み時間の薬理学 第2版
丸山 敬・著　A5・239頁・本体1,800円

休み時間の薬物治療学
柳澤 輝行／藤下 まり子・著　A5・223頁・本体2,300円

休み時間の生化学
大西 正健・著　A5・190頁・本体2,200円

休み時間の生物学
朝倉 幹晴・著　A5・222頁・本体2,200円

※表示価格は本体価格（税別）です。消費税が別に加算されます。

「2016年1月現在」

講談社サイエンティフィク　http://www.kspub.co.jp/